读者交流群使用说明

建议配合二维码一起使用本书

本书配有读者交流群，群内配有丰富的读书活动和资源服务，您可以在社群中找到志同道合的书友，通过回复关键词获取优质的阅读资源、参与精彩的读书活动，享受卓越的阅读体验。

入群步骤

1. ▶ 微信扫描二维码；
2. ▶ 根据提示加入交流群；
3. ▶ 群内回复关键词获取阅读资源和应用服务。

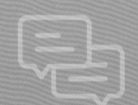

群服务介绍

读者交流群 群内配有读书卡片、整形外科知识音频，您可以回复相应关键词获取资源，与其他书友一起交流学习心得，共同提高，共同进步！

U0324923

微信扫描二维码　　　　加入本书交流群

Albert S. Woo

Farooq Shahzad

Alison K. Snyder-Warwick

Plastic Surgery Case Review

Oral Board Study Guide

整形外科病例解析

艾伯特·S.吴

主　编　〔美〕法鲁克·沙赫扎德

艾莉森·K.斯奈德-沃里克

主　译　张金明　崔永言　徐路生

天津出版传媒集团

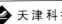 天津科技翻译出版有限公司

著作权合同登记号:图字:02-2017-113

图书在版编目(CIP)数据

整形外科病例解析/(美)艾伯特·S.吴
(Albert S. Woo),(美)法鲁克·沙赫扎德
(Farooq Shahzad),(美)艾莉森·K.斯奈德-沃里克
(Alison K. Snyder-Warwick)主编;张金明,崔永言,徐
路生主译. —天津:天津科技翻译出版有限公司,2019.11
书名原文:Plastic Surgery Case Review:Oral
Board Study Guide
ISBN 978 - 7 - 5433 - 3946 - 0

Ⅰ. ①整… Ⅱ. ①艾… ②法… ③艾… ④张… ⑤崔
… ⑥徐… Ⅲ. ①整形外科学 - 病案 Ⅳ. ①R62

中国版本图书馆 CIP 数据核字(2019)第 146982 号

Copyright ⓒ 2014 of the original English language edi-
tion by Thieme Medical Publishers, Inc., New York, USA.
Original title:Plastic Surgery Case Review by Albert
S. Woo/Farooq Shahzad/Alison K. Snyder-Warwick

授权单位:Thieme Medical Publishers,Inc.
出　　版:天津科技翻译出版有限公司
出 版 人:刘子媛
地　　址:天津市南开区白堤路 244 号
邮政编码:300192
电　　话:(022)87894896
传　　真:(022)87895650
网　　址:www. tsttpc. com
印　　刷:山东鸿君杰文化发展有限公司
发　　行:全国新华书店
版本记录:889mm×1194mm　16 开本　13.25 印张　300 千字
　　　　　2019 年 11 月第 1 版　2019 年 11 月第 1 次印刷
　　　　　定价:150.00 元

(如发现印装问题,可与出版社调换)

译者名单

主　译　张金明　崔永言　徐路生

译　者　(按姓氏汉语拼音排序)

陈史宏　陈宇宏　崔永言　董月桐

黄红军　冀晨阳　梁伟强　沈　锐

徐路生　姚媛媛　张干林　张金明

主编名单

Albert S. Woo
Section Chief, Pediatric Plastic Surgery
Director, Cleft Palate-Craniofacial Institute
Divison of Plastic and Reconstructive Surgery
Department of Surgery
Washington University, St. Louis
Adjunct Assistant Professor, Orthodontics
Saint Louis University

Farooq Shahzad
Craniofacial Surgery Fellow
Division of Plastic Surgery
Washington University School of Medicine in St. Louis
St. Louis, Missouri

Alison K. Snyder-Warwick
Division of Plastic and Reconstructive Surgery
Washington University School of Medicine in St. Louis
St. Louis, Missouri

编者名单

John R. Barbour, MD
Assistant Professor
Plastic and Reconstructive Surgery
Georgetown University School of Medicine
Washington DC VA Medical Center
Washington, DC

Jessica M. Belz, MD
Aesthetic and Reconstructive Breast Surgery Fellow
Partners in Plastic Surgery of West Michigan
Grand Rapids, Michigan

Justin B. Cohen, MD, MS
Resident Physician
Division of Plastic and Reconstructive Surgery
Washington University School of Medicine in St. Louis
St. Louis, Missouri

Leahthan Domeshek, MD
Resident Physician
Division of Plastic and Reconstructive Surgery
Washington University School of Medicine in St. Louis
St. Louis, Missouri

Jason R. Dudas, MD
UCSF School of Medicine
San Francisco, California

Ida K. Fox, MD
Assistant Professor
Division of Plastic and Reconstructive Surgery
Washington University School of Medicine in St. Louis
St. Louis, Missouri

Michael J. Franco, MD
Plastic Surgery Resident
Washington University School of Medicine in St. Louis
Barnes-Jewish Hospital
St. Louis, Missouri

Noopur Gangopadhyay, MD
Plastic Surgery Resident
Washington University School of Medicine in St. Louis
St. Louis, Missouri

Simone W. Glaus, MD
Resident Physician
Division of Plastic and Reconstructive Surgery
Washington University School of Medicine in St. Louis
St. Louis, Missouri

Gwendolyn Hoben, MD, PhD
Plastic Surgery Resident
Division of Plastic and Reconstructive Surgery
Washington University School of Medicine in St. Louis
St. Louis, Missouri

Eva A. Hurst, MD
Assistant Professor of Medicine (Dermatology)
Director, Center for Dermatologic and Cosmetic Surgery
Washington University School of Medicine in St. Louis
St. Louis, Missouri

Tracy S. Kadkhodayan, MD
Private Practice Plastic Surgeon
Minneapolis, Minnesota

Santosh Kale, MD
Physician
St. Louis, Missouri

Minh-Bao Le, MD
Resident Physician
Department of Surgery
Division of Plastic and Reconstructive Surgery
Washington University School of Medicine in St. Louis
St. Louis, Missouri

Susan E. Mackinnon, MD
Chief, Division of Plastic and Reconstructive Surgery
Washington University School of Medicine in St. Louis
St. Louis, Missouri

Amy M. Moore, MD
Assistant Professor of Surgery
Division of Plastic and Reconstructive surgery
Washington University School of Medicine in St. Louis
St. Louis, Missouri

Aaron Mull, MD
Resident
Division of Plastic and Reconstructive Surgery
Washington University School of Medicine in St. Louis
St. Louis, Missouri

Terence M. Myckatyn, MD
Associate Professor
Director, Breast and Aesthetic Surgery
Division of Plastic and Reconstructive Surgery
Washington University School of Medicine in St. Louis
St. Louis, Missouri

Michael C. Nicoson, MD
Division of Plastic and Reconstructive Surgery
Washington University School of Medicine in St. Louis
Barnes-Jewish Hospital
St. Louis, Missouri

Elizabeth B. Odom, MD
Division of Plastic and Reconstructive Surgery
Washington University School of Medicine in St. Louis
St. Louis, Missouri

Louis H. Poppler, MD
Division of Plastic and Reconstructive Surgery
Washington University School of Medicine in St. Louis
St. Louis, Missouri

Neil S. Sachanandani, MD
Division of Plastic and Reconstructive Surgery
Washington University School of Medicine in St. Louis
St. Louis, Missouri

Farooq Shahzad, MD
Craniofacial Surgery Fellow
Division of Plastic and Reconstructive Surgery
Washington University School of Medicine in St. Louis
St. Louis, Missouri

Alison K. Snyder-Warwick, MD
Assistant Professor of Surgery
Director, Facial Nerve Institute
Division of Plastic and Reconstructive Surgery
Washington University School of Medicine in St. Louis
St. Louis, Missouri

David T. Tang, MD, FRCSC
Assistant Professor of Surgery
Director, Surgical Foundations Program
Division of Plastic and Reconstructive Surgery
Dalhousie University Faculty of Medicine
Halifax, Nova Scotia, Canada

Marissa Tenenbaum, MD
Assistant Professor and Program Director
Washington University School of Medicine in St. Louis
St. Louis, Missouri

Thomas H. H. Tung, MD
Associate Professor
Director, Microsurgical Reconstruction
Co-Director, Center for Nerve Injury and Paralysis
Division of Plastic and Reconstructive Surgery
Washington University School of Medicine
St. Louis, Missouri

Albert S. Woo, MD
Assistant Professor of Surgery
Chief, Pediatric Plastic Surgery
Director, Cleft Palate and Craniofacial Institute
Division of Plastic and Reconstructive Surgery
Washington University School of Medicine in St. Louis
St. Louis, Missouri

中文版前言

　　整形外科是一门涉及全身各个解剖部位的临床学科,自上而下,从头到脚。它是一门以手术目的命名的学科,或以美容为目的,锦上添花,或以修复为目的,息黥补劓。它必然有一些规律可循,有一些原则要遵守,循序渐进,触类旁通。在此基础上,整形外科医生对待每个案例需要独具匠心,不落窠臼。

　　初入整形外科的医生有时会觉得无所适从,或面对常规厚重的整形外科专著望洋兴叹。固然,任何一门学科的掌握都需要日积月累,但言简意赅的实用指南对于年轻医生不失为一种抓住重点的首选。

　　本书包含了整形外科的各个领域,有面部骨折、面部体表肿瘤、面部先天畸形、面部美容、下肢和足部创面修复、乳房整形、躯干整形、烧伤、手外科,共 9 个部分。每部分都精选了数个典型病例,全书共包含 50 个病例。书中对每个病例都有图片或影像方面的直观展示,内容包括症状的描述、病例资料的收集、手术或非手术治疗、常见并发症和容易出现的问题等。采用项目符号的阐述形式,直观明了。

　　良好的开端是成功的一半。该书对于整形外科研究生、规培医生或有志于从事整形外科的其他专业医生提供了很好的循序渐进式的帮助。

　　由于译者水平有限,本书翻译中有关内容不妥之处在所难免,恳请读者不吝指正,在此表示由衷的感谢。

2019 年 8 月

前　言

整形外科博大精深,很难准确地定义。与其他外科学科不同,整形外科并不限定于某个器官系统。整形外科手术涉及的范围从头到脚,从皮肤到骨骼,甚至有时会涉及内脏器官。整形外科的名字来源于希腊语 plastikos、plassein,意思为成形、塑形。事实上,整形外科医生是利用特定的技术和原则修复和重建缺损。1597 年,整形外科的鼻祖加斯帕雷·塔利亚科齐(Gaspare Tagliacozzi)曾做了精美表达:"整形外科修修补补,拼拼凑凑……虽不能尽善尽美,但对于不幸的人们来说,也是心灵上的良药。"

整形外科涉猎的范围极广,一位普通外科医生成长为一位整形外科医生的过程是极其艰难的。尽管这是一项艰巨的任务,但本书的作者为这一任务做出了优秀的工作,为整形外科住院医师和研究者提供了丰富的整形外科手术经验。因为一位住院医师和研究者去学习每一项手术步骤是几乎不可能的,所以这一专科被分为许多关键的学习领域——包括很多标准步骤和所有整形外科医生都应掌握的基本原则。

本书为那些专业整形外科医生提供了额外的资源,全书的每个病例分析均较为简短和直接,重点在于知识要点和决策制订的关键因素,作者的目的不在于提供最新的尖端技术或详细的步骤,而是注重基本原则,培养安全的治疗思路并提供行之有效的患者护理方法。

本书共收集 50 个病例,每个病例都探讨了一项基本的研究主题,同时每个病例的首页都包含了具有代表性的患者图片和简短的描述,贴近临床真实场景,可引导读者进行思考:病史包含什么诊断要素? 需要做什么体格检查? 手术前是否需要完善其他检查? 是否有治疗备选方案? 是否会发生并发症及应对方案? 需要避免什么严重的错误? 每个问题都必须考虑周全,并做好应对方案。

本书适合整形外科初学者进行学习,同时也适用于资深的整形外科医生,以便在工作中提醒每一个可能被遗忘的细节。感谢圣路易斯华盛顿大学整形外科对本书编写提供的帮助。

致 谢

特别感谢 Susan E. Mackinnon 博士对本书提供的支持。

谨以此书献给我的妻子、我两个孩子的母亲——Judy，没有她，任何成就都不值得。

目　录

第 **1** 部分

颌面骨折

1

第 **1** 章
颧骨骨折

Farooq Shahzad, Albert S. Woo

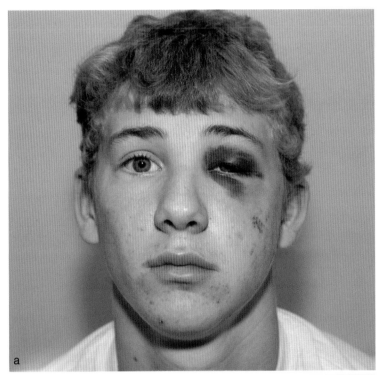

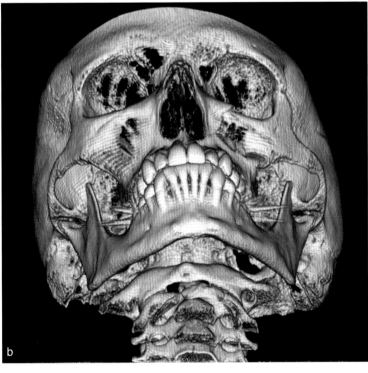

图 1.1 (a,b)男性患者,20 岁,因面部受到击打致左面颊疼痛肿胀而到急诊科就诊。

3

1.1 症状描述

- 左中面部、眶周肿胀、颧部凹陷、左侧眼球内陷。
- 计算机断层扫描(CT)显示左侧颧上颌骨(ZM)复合体凹陷骨折,同时伴有颧上颌骨垫粉碎性骨折。
- 左眶底骨折、移位。

1.2 诊断检查

1.2.1 病史

- 损伤机制:有助于确定外力作用的角度和损伤的严重程度。
- 面部损伤或骨折的病史。
- 视力的改变、丧失或复视。
  - 在手术前必须排除眼眶损伤。
- 面颊或上唇麻木提示眶下神经 V_2 损伤。
- 同时注意牙咬合关系的变化。

1.2.2 体格检查

- 高级创伤生命支持(ATLS)原则:鉴别任何可危及生命的潜在合并损伤。
- 对面部进行详细的检查,包括肿胀、凹陷;局部触诊,看是否有压痛、捻发音,或眶缘后缩;感觉和运动检查;眼、鼻、口腔的检查;耳部和鼓膜的检查。
- 颧骨复合体骨折的主要体征是颧骨凹陷(早期容易被面部肿胀所掩盖),早期软组织肿胀,眼结膜和眶周淤青,眼球内陷和(或)向下移位(常因眶周软组织肿胀导致损伤性的上睑下垂而忽略了这一体征),下睑软组织向下牵拉,眶下区感觉麻木,患侧口腔黏膜淤青。

1.2.3 影像学检查或诊断

- 高分辨率颌面 CT 扫描。
  - 对颧骨相关的 5 个关节的移位和粉碎程度进行评估:①眶外侧缘[颧额骨(ZF)];②眶下缘;③颧上颌骨垫;④颧弓和颧骨颞骨关节;⑤眶外侧壁[颧蝶骨(ZS)]。
  - 评估眶底缺损情况,冠状位图像有助于明确是否伴有眶底骨折。

1.2.4 会诊

- 根据损伤机制评估,怀疑有其他合并损伤的,请相关专科会诊。
- 合并眶周骨折应请眼科会诊,排除眼部损伤的可能性。必须在手术前排除眼部损伤,因为术中操作可能会加剧眼部损伤。

1.3 治疗

- 生命支持治疗,包括 ABC(气道、呼吸、循环)。所有可能危及生命的损伤都应首先得到治疗。
  - 对面部骨折的手术治疗可以推迟 2 周左右,不影响最终的康复效果。超过 2 周时间,可能增加手术感染的风险,还需要切开错位愈合的骨折断端,从而增加手术难度和时间。
- 无移位的骨折可以不手术,保守治疗。
- 多个关节明显移位或粉碎性骨折,需要行切开复位术/内固定术(ORIF),钢板需放置在面部支柱的位置(► 图 1.2)。
  - 需要固定复位的重要位置包括:①ZF 部或眶外侧缘;② 眶下缘;③ 颧上颌骨垫。为了保证骨折术后的稳定性,至少需要固定 3 个位置。必要时可以固定第 4 个位置——颧弓,以稳定骨折部位。
- 颧弓是否骨折决定了手术方式。如果颧弓发生粉碎性骨折或不可复位,需要一个冠状切口来复位和固定颧弓。
- 标准的前路手术包括三个切口。
  - 上睑成形术的外侧部分切口入路 (或外侧眉切口),该切口可进入眶外侧缘和眶外侧壁。注意,该入路是明确诊断和复位眶外侧壁 ZM 复合体骨折的最佳入路。
  - 下眼睑切口入路(经结膜、经下睑缘或睑板下沟),主要适用于眶下缘骨折或者眶底骨折。
  - 上颊沟切口入路,用于合并上颌骨骨折的情况。
- 单纯颧弓骨折:可以通过颞部入路(Gillies),或者口内入路(Keen)。
- 眶底骨折:作为 ZM 复合体的一部分,当颧骨移位时眶底是否发生骨折,这一情况必须在手术时予以探查。
  - 如果患者出现眼球内陷或下移,或发生较大的缺

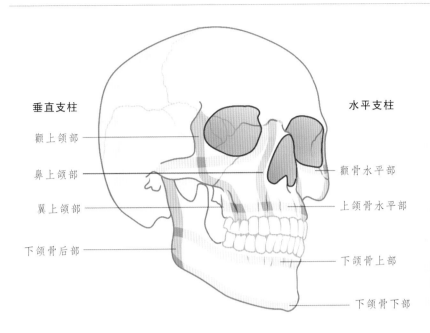

垂直支柱　　　　　　　　　　　　　　　　　　　　　　　　水平支柱

额上颌部

鼻上颌部　　　　　　　　　　　　　　　　　　　　　　颧骨水平部

翼上颌部　　　　　　　　　　　　　　　　　　　　　　上颌骨水平部

下颌骨后部

下颌骨上部

下颌骨下部

图 1.2　面部支柱。垂直支柱包括额上颌部和鼻上颌部。眶下缘、上颌牙槽突和下颌骨构成了面部的水平支柱。

损,必须植入移植物(如多孔聚乙烯或钛)行眶底重建术,或者在 ZM 复合体骨折复位后行骨移植。

1.4　并发症

- 球后血肿:可在受伤时或术后发生。主要表现为剧烈的眼痛、眼球突出、瞳孔传入障碍、视力改变,甚至失明等。这是一种眼外科急症,需要立即通过下睑缘切口行外眦切开术以清除引流血肿。立即应用甘露醇、乙酰唑胺,以及眼科会诊都是必要的。通常建议立即返回手术室。
- 不适当的骨复位导致新的骨折移位。
- 眶底过度校正或校正不足导致眼球内陷、眼球突出,或者垂直方向的异位。需要重新复位。
- 眶下神经分布区域麻木或感觉异常,多数是眶下神经挫伤导致,通常在 6 个月内可以缓慢恢复。

- 下眼睑外翻(经下睑缘切口)或内翻(经结膜切口),可以通过眼睑局部按摩得到缓解,有些可能需要手术矫正。相比经结膜入路和睑板沟入路,经下睑缘切口导致睑外翻的风险最高。
- 感染常需要抗生素治疗,必要时可能需要取出移植物。

1.5　易错点

- 在急性创伤中没有评估 ABC。
- 未对其他面部损伤进行全部详细的检查或 CT 扫描。遗漏了鼻-眶-筛骨(NOE)骨折,这可能和颧骨骨折同时发生。
- 不熟悉颧骨骨折暴露和内固定的各种手术方法。
- 不熟悉眶底重建手术的适应证。
- 对球后血肿认识和处理不够。

第 2 章
下颌骨骨折

Leahthan Domeshek, Albert S. Woo

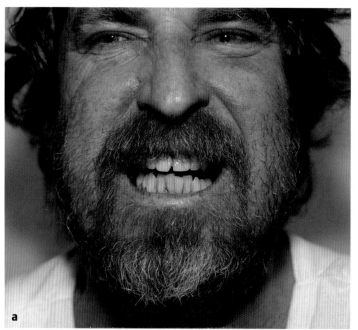

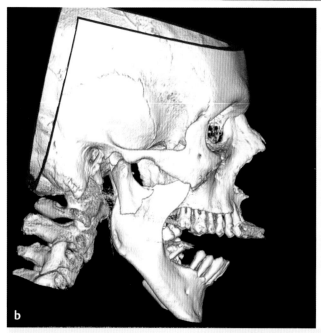
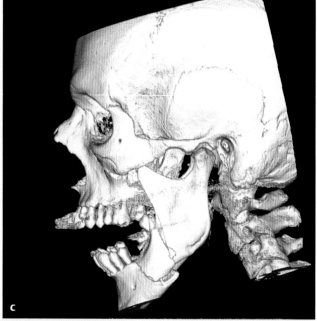

图 2.1 (a~c)男性患者,50岁,因面部撞击伤到急诊科就诊。

2.1 症状描述

- 左前侧咬合不正。
- 移位的右髁突下骨折通过下颌切迹延伸。
- 下颌骨左后体移位、粉碎性骨折,并累及下颌第三磨牙(第 17 号牙齿)。

2.2 诊断检查

2.2.1 病史和体格检查

- ABC(气道、呼吸、循环):注意开放气道,尤其是存在多处下颌骨骨折的情况下。如果患者不能维持正常气道呼吸,可能需要插管,这种情况非常少见。
- 伴发损伤:首先是处理可能危及生命的损伤。下颌骨折的修复不是急症,可以在受伤后的 14 天内进行。
- 可以对塌陷和不稳定的下颌骨进行触诊和推拿。
- 评估下颌骨的活动性(上下颌骨的闭合打开能力,下颌骨左右偏离运动能力)和咬合能力(可能以牙齿的磨损面为评价参考标准)。
- 牙齿的情况:对于下颌无牙颌的患者,需要非常认真地固定下颌骨各个不同的断段,同时也要注意骨量缺损的情况。
- 神经检查:颏神经/下牙槽神经为下唇提供感觉,下颌骨骨折常伴钝性损伤,会出现持续性的神经失用损伤。面神经下颌缘支主要支配下唇降肌,极少发生损伤。
- 同时注意是否伴有中面部骨折,尤其是发生咬合改变时。

2.2.2 影像学检查或诊断

- 高分辨率的颌面部 CT:这是下颌骨骨折诊断的金标准。三维 CT 重建有助于进一步评估受伤情况。
- 当 CT 不可用时,可使用其他辅助检查。
  - 下颌骨全景 X 线片:可以观察整个下颌骨及牙齿。但对骨联合和侧方骨折的评价能力有限。汤氏位 X 线片有助于髁突下骨折的诊断。
  - 多方位 X 线片(包括前后位、侧方位、斜位、张口反转汤氏位)。

2.3 治疗

2.3.1 急诊处理

- 口服氯己啶漱口:减少口腔内的菌丛/细菌计数。
- 钢丝临时固定(可选择的):应用不锈钢钢丝固定两个不同骨折块间的牙齿以达到暂时的稳定,同时有助于提高不稳定性骨折患者的舒适性。

2.3.2 治疗

- 可以在不会造成不良后果的情况下延迟 2 周进行手术,但是延长治疗时间会增加手术感染和骨折不愈合的风险。

2.3.3 未发生移位骨折的处理

- 稳定性骨折:保守治疗,流质饮食 4 周。继发的不稳定或移位的骨折仍需要手术治疗。
- 轻度不稳定性骨折:应用上下颌间固定(MMF)治疗。
  - MMF 的两种固定类型:牙弓夹板和颌间固定(IMF)支架。
  - 只有在无牙齿脱落的下颌骨骨折的情况下,MMF 固定才有效。
  - 经验。
    - 髁突下骨折:在弹性带的辅助下,建议术后 2 周进行运动。
    - 下颌骨体或者下颌角骨折:一般建议术后 4 周开始活动。
    - 联合骨折:一般术后 6 周开始运动。

2.3.4 发生移位骨折的处理

- 切开复位/内固定(ORIF)。
  - 充分暴露骨折范围及术野。
  - 恢复上下颌的咬合关系(MMF 有助于快速恢复咬合关系)。
  - 固定钢板。
  - 当髁突位于颞下颌关节(TMJ)时,解除 MMF,确认上下颌的正常咬合关系。
  - 如有必要,重建 MMF。
- 一般来说, 对粉碎性骨折行 ORIF 需要经面部切口,这可增加术野暴露,并可到达所有的下颌表面。当然,这种方法也可应用于无齿患者,可以增加骨折复位的可靠性。

- 钢板内固定技术。
  - 下颌下缘的骨折需要加强钢板（如骨折或重建）,达到牢固的固定效果。
  - 为了避免术后骨折线的张开,可以辅助应用颌面部张力带。还可以在牙根下方应用小钢板或者在牙列上应用牙弓夹板来完成固定。
- 髁突下骨折或下颌支骨折(▶图 2.2)。
  - 轻度移位的骨折:首先建议采用保守方法(可以应用 MMF,但要尽早解除,并辅助应用弹性带)。机械固定可以恢复骨折局部的肌肉力量和本体感觉,使轻度移位的部分能够达到正常的功能性咬合。
  - 如果骨折所致畸形影响正常的下颌运动或者咬合关系（即,下颌髁突进入颅中窝；异物进入TMJ；双侧髁突下骨折导致上颌前突畸形）,则需要 ORIF。
  - 首选方法:经口外下颌后(可以充分暴露骨折范围,易于放置钢板固定)或下颌下切口(Risdon)。
- 下颌角骨折:需要行 ORIF。如果骨折累及第三磨牙且影响骨折的复位,必须将第三磨牙拔除。

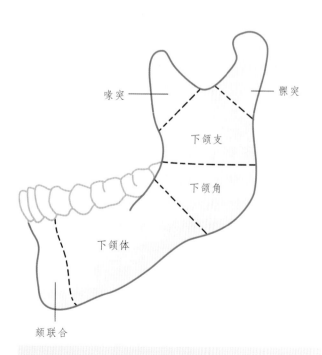

图 2.2 下颌区。

- 对非粉碎性骨折,采用口内外联合切口,顺着下颌缘,很容易达到骨折复位。
- 下颌角非粉碎性骨折也可以首先采用 Champy 技术,且更加简单直接。这种方法不需使用下颌下缘钢板固定,只需要在斜外侧缘放置一个张力钢板。
- 粉碎性骨折需要采用 Risdon 方法。
- 下颌体骨折:需要行 ORIF。
  - 经口腔前庭入路可以用于大部分骨折。可以很好地暴露下颌体的骨折术区,没有瘢痕,且不损伤重要结构(如下颌缘神经)。
  - Risdon 入路,适用于粉碎性骨折,可以很好地暴露和处理下颌下缘的骨折,尤其是下颌体后侧大范围的骨折。
- 联合骨折:不稳定性骨折,需要行 ORIF。
  - 口内入路可应用于大多数骨折:可以充分暴露骨折范围,可以对咬合关系进行连续的评估,没有瘢痕。
  - 口外(颏下)入路,应用于粉碎性骨折。
  - 在完成手术前,患者必须在解除 MMF 时检查上下颌的咬合关系。
  - 下颌骨髁突必须位于 TMJ 窝内,并确认有正常的咬合关系。如果没有恢复正常的咬合关系,钢板必须解除并重新进行骨折复位。
  - 一旦咬合关系明确,必要时重新实施 MMF。
- 无牙下颌畸形:由于骨量有限,容易出现骨折畸形愈合。
  - 需要更积极的治疗,通常需要外部入路和增加钢板的长度来保证长期稳定性。
  - 在有限的情况下,考虑使用 Gunning 夹或线固定在患者的义齿上。这比开放手术的方法更能够增加稳定性。

2.4 并发症

- 咬合不正:在手术完成前必须确认上下颌具有足够的咬合关系。
- 骨折畸形愈合或骨折不愈合:可能需要行清创术和骨移植。
- 感染:避免在骨折愈合之前移除钢板。过早地拆除钢板也可能导致咬合不正。

- 下牙槽神经的损伤:避免钢板经过下牙槽神经穿出的位置。

2.5　易错点

- 未达到正常的咬合关系就进行骨折的固定。

- 在完成手术前没有确认正常的咬合关系。
- 对于解除 MMF 后未达到正常咬合关系的患者,未移除钢板和进行下颌再复位。

第 3 章
额窦骨折

Neil S. Sachanandani, Albert S. Woo

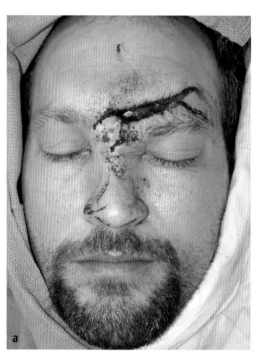

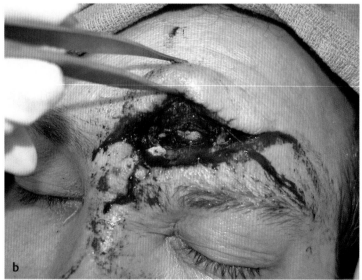

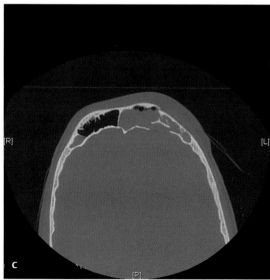

图 3.1 (a~c)男性患者,37 岁,因前额被棒球棍击伤而就诊。

3.1 症状描述

- 大而斜的前额部撕裂伤,可见骨外露。
- 左前额窦移位骨折,累及额窦的前后部。

3.2 诊断检查

3.2.1 病史

- 损伤机制:有助于评估损伤程度及骨折的类型。
- 视力改变、视力丧失或复视。
  - 在手术前必须排除眼眶损伤。
- 前额麻木感提示颅神经 V_1 区损伤。
- 鼻漏:外伤可能累及硬脑膜,甚至可能是脑脊液(CSF)漏。

3.2.2 体格检查

- 确认任何可能危及生命的损伤。
- 检查前额、眉间、眶上缘皮肤软组织的撕裂伤情况;在个别病例中,可能会直接进行修复。
- 评估在额区是否伴有明显的凹陷和(或)变形。
- 评估眶上神经或滑车上神经分布范围是否伴有感觉异常。
- CSF 鼻漏检查。
  - 在床边进行测试。
  - 可在鼻腔分泌物中检测到 β-转铁蛋白,提示为 CSF。
- 额肌和皱眉肌运动功能检查。

3.2.3 影像学检查或诊断

- 高分辨率的颌面 CT 扫描:矢状面和冠状面扫描可以明确诊断。
  - 评估额窦前后壁的受累情况,以及粉碎性骨折或移位的程度。
  - 评估额窦鼻额前流出道的通畅性。
  - 确定是否伴有颅内损伤(颅腔积气等)以及其他面部骨折。

3.2.4 会诊

- 如果怀疑有颅内损伤,可以请神经外科医生协助诊治(尤其是存在额窦后壁移位、颅腔积气、CSF 鼻漏等情况时)。

3.3 治疗

- 根据损伤模式进行治疗(▶ 图 3.2)。
- 无移位的额窦骨折可能不需要手术。

3.3.1 孤立的前壁移位骨折

- 需要行 ORIF,手术可以通过外伤造成的裂口或冠状切口入路。保护好额窦。
- 累及鼻额管的前壁骨折。
  - 需要将额窦及鼻额管进行完全填塞和封闭。
  - 额窦黏膜需要应用高速钻机和金刚石切针进行完全切除。额窦的腔隙可以用骨膜瓣、脂肪、筋膜、骨碎片或者自体骨(无可用材料)进行填塞。目前没有研究表明选用哪一种填塞技术更具有优势。
    - 需要从鼻窦通道分离额窦,以防止污染物和再生黏膜从筛窦进入额窦。
  - 额窦前壁骨折需要替换、复位和固定。
  - 只有在额窦后壁最小移位或无后壁移位以及无 CSF 漏的情况下才能实施。

3.3.2 额窦前后壁联合骨折

- 累及硬脑膜损伤的后壁骨折,在修复额窦骨折前必须由神经外科医生处理好损伤。
  - 额窦后壁移位骨折,并不一定伴有硬脑膜撕裂的证据。
- 额窦后壁骨折移位不明显,但鼻额管损伤时,同样需要进行额窦填塞术。
- 额窦后壁粉碎性骨折或明显移位,需对鼻额管进行填塞,以及对额窦行颅骨成形重建术。
  - 颅骨成形术和额窦填塞术同时实施,额窦后壁完全切除。
  - 沿颅前窝底部放置骨膜瓣,分离鼻腔和颅内腔。

3.4 并发症

- 额窦炎、脑膜炎/脑炎、脑/硬膜脓肿:必须彻底填塞鼻额管,防止细菌污染进入颅内引起感染。

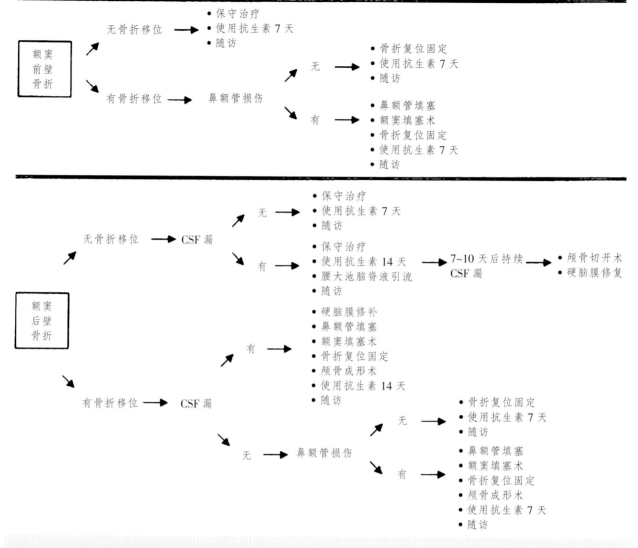

图 3.2 额窦骨折处理流程图。(Reproduced with permission from Yavuzer R, Sari A, Kelly C, et al. Management of frontal sinus fractures. Plast Reconstr Surg 2005;115:79e - 93e.)

- 黏液囊肿:常因额窦黏膜清除不彻底导致,可在外伤多年后发生。
- 海绵窦血栓形成。
- 因额窦前壁重建不理想导致创伤后畸形。

- 外伤后未进行彻底冲洗和清创。
- 额窦填塞时未清除所有额窦黏膜。
- 行颅骨成形术时未将鼻腔从前颅窝分离。
- 额窦后壁受累或有脑损伤时,未及时请神经外科医生会诊。

3.5 易错点

- 对 CSF 漏未进行评估。

第 4 章
Le Fort 骨折

Michael J. Franco, Albert S. Woo

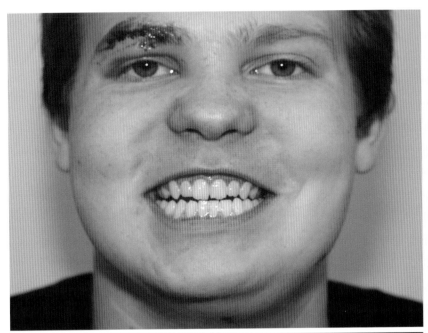

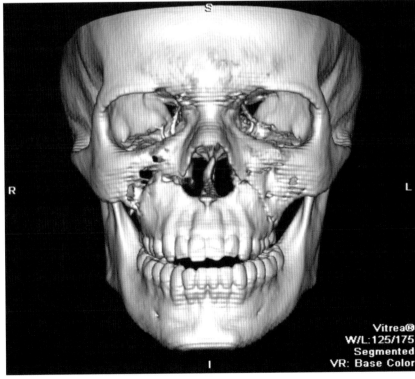

图 4.1　男性患者,18 岁，因车祸后出现咬合不正和上颌疼痛而就诊。

4.1 症状描述

- 前牙开殆,右侧眉部见已缝合的撕裂伤。
- 骨折线横跨上颌骨,累及两侧的颧上颌(ZM)垫、鼻上颌(NM)垫,符合 Le Fort Ⅰ型骨折症状(冠状位摄片能够明确是否伴有蝶骨翼板骨折)。
- 骨折从右侧 NM 缝一直延伸到眶下缘,无鼻额(NF)关节移位,符合鼻–眶–筛骨(NEO)骨折ⅠA 型症状。

4.2 诊断检查

4.2.1 病史

- 损伤机制:有助于确定撞击严重程度以及受力方向。
- 注意视力、咬合关系、呼吸或听觉的变化。
- 既往面部外伤史。

4.2.2 体格检查

- 检查是否存在可能危及生命的合并伤,通常会采取预防脊髓损伤的保护措施,排除颈椎损伤。
- 对面部进行详细的检查,包括检查肿胀和凹陷;触诊是否有压痛、捻发音或塌陷;检查感觉和运动功能;检查眼、鼻、口内;检查耳部及鼓膜。
- 牙齿状况:是否有牙齿断裂、缺失或蛀牙(龋齿),检查咬合情况。
- 评估中面部的稳定性:左手固定上颌骨鼻根部,右手固定上牙槽弓,并且向前下方牵拉。如果上颌骨在鼻根水平可以稳定移动,提示为 Le Fort Ⅰ型骨折;如果同时也在 NF 缝位置移动,提示为 Le Fort Ⅱ型骨折。如果同时在颧额缝位置移动,提示 Le Fort Ⅲ型骨折(▶图 4.2)。

4.2.3 影像学检查或诊断

- 高分辨率颌面 CT 成像。
  - 蝶骨翼板骨折是 Le Fort 骨折的必要条件。
  - Le Fort Ⅰ型骨折是经上颌骨的横行骨折,累及 ZM 垫和 NM 垫。
  - Le Fort Ⅱ型骨折为锥形骨折,累及 ZM 垫、眶下缘、眶下壁、眶内侧壁,以及 NF 区。
  - Le Fort Ⅲ型骨折可导致颅颌面功能障碍,骨折累及颧弓、眶外侧缘、眶外侧壁、眶底、眶内侧壁和

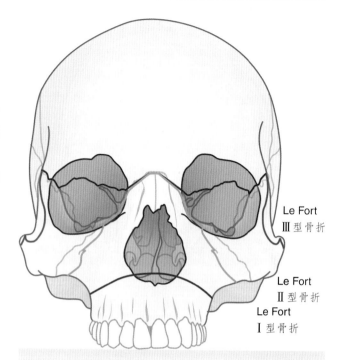

图 4.2 Le Fort 骨折分型。Le Fort Ⅰ型骨折:横跨颧上颌(ZM)垫和鼻上颌(NM)垫的骨折。Le Fort Ⅱ型骨折:累及 ZM 垫、眶下缘、眶内侧壁、NF 关节的锥形骨折。Le Fort Ⅲ型骨折:累及颧额缝、眼眶、NF 关节的骨折,可导致颅颌面功能障碍。

NF 区。

4.2.4 会诊

- 累及眶周的骨折均应请眼科医生协助诊治,排除眼部损伤的可能性。必须在术前排除眼部损伤,因为术中操作可能加重眼部损伤程度。

4.3 治疗

- 必须遵循 ATLS 原则,维持气道、呼吸、循环的稳定,评估残疾程度和骨折暴露范围。所有的紧急损伤必须首先治疗。
  - 面部骨折的手术治疗可以推迟 2 周而不影响结果。但是推迟过长时间会增加感染的风险,而且如果发生骨愈合,还需要行骨切开术。

4.3.1 稳定性未移位骨折

- 可以选择保守治疗,流质饮食 4~6 周。
- 密切随访患者,确保维持正常的咬合关系。

4.3.2 不稳定性移位骨折

- 需要行 ORIF。
- 恢复正常的咬合关系非常重要,因为这是患者最关注的情况。
  - 上下颌间固定(MMF)可以依据牙齿磨损情况作为引导,采用 Erich 牙弓夹板或颌间固定(IMF)螺钉完成。
- 骨缺损的修复:对于达 5mm 以上的骨缺损,通常不能自行修复,需要行骨移植。
- 对于容易复位或骨折移位较小的上颌骨折和(或)下颌骨折,可以采用 4~6 周 MMF 进行治疗。

4.3.3 手术技巧

- 鼻插管。
- 一般建议从牙槽沟顶端双侧牙龈做 5~10mm 切口,可以充分暴露骨膜下的上颌骨前壁。
- 采用 MMF 恢复正常咬合关系。
- 骨折复位:嵌入骨折或已有纤维组织粘连不易复位的骨折,可用组织剪松解粘连组织。
- 骨折稳定。
  - Le Fort Ⅰ型骨折:采用钢板内固定,固定 ZM 垫和 NM 垫。
  - Le Fort Ⅱ型骨折:累及 ZM 垫及眶下缘。如果骨折

移位明显,需要钢板固定 NF 关节,这种情况非常少见。
  - Le Fort Ⅲ型骨折:累及 ZF(眶外侧缘)区及 NF 关节。
- 必要时,解除 MMF 并重新检查咬合关系,必须保证下颌髁突位于关节窝内。

4.4 并发症

- 错𬌗:可能是骨折复位不完全或 MMF 缺乏稳定性所致。
- 骨不连、畸形愈合,或纤维骨性粘连:需要在骨折部位行清创术,可能还要行骨移植及重新固定。
- 感染:当骨折还没有完全愈合时,取出内固定物时应特别谨慎,因为可能导致复位失败。如果可能,尽量不动内固定物。

4.5 易错点

- 忽略了合并损伤,未进行创伤检查。
- 未发现及治疗伴随的面部骨折。注意本例的 NOE 骨折,需要同时进行骨折的复位和固定。
- 在骨折修复时未能确保恢复正常的咬合关系。

第 5 章
儿童下颌骨骨折

Noopur Gangopadhyay, Albert S. Woo

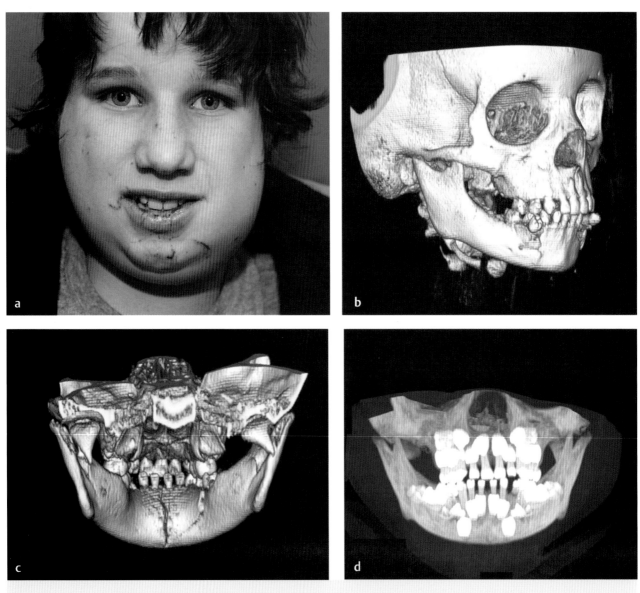

图 5.1 (a~d)7 岁男孩,因沙滩车撞击导致下颌区疼痛及咬合异常而到急诊科就诊。

5.1 症状描述

- 双侧下颌髁突下粉碎性骨折,向内侧明显移位。
- 合并右侧下颌体部粉碎性骨折。
- 伴有下颌联合部内部(舌)青枝骨折。
- 累及多个牙齿。

5.2 诊断检查

5.2.1 病史及体格检查

- 病情评估,包括 ABC 的评估。
  - 必须快速评估是否伴有气道合并伤;必要时,需要气管插管维持气道的通畅。
  - 评估是否伴有合并损伤,如脊柱损伤。
- 对儿童的病情评估可能具有一定的难度。患儿常诉下颌疼痛,主要表现为咬合关系改变。
- 检查面部对称性,以及压痛、肿胀、淤青的部位和范围。
  - 耳前部位淤青提示局部骨折的可能性。
  - 颏部皮肤撕裂伤提示向上的撞击力,导致下颌骨髁突骨折。
  - 开𬌗偏斜,或者运动受限。
  - 口腔内检查可能会发现裂伤或血肿;评估牙齿损伤,包括是否存在恒牙损伤。
  - 下颌体部/下颌角骨折,可能影响下齿槽神经,导致下唇及牙齿感觉麻木。
- 牙齿情况。
  - 6~12 岁儿童存在不同的替牙期。更小的儿童还要检查乳牙下的永久性牙根。这些是影响医生损伤重建选择的关键因素。
  - 评估牙齿骨折、牙齿稳定性、牙根暴露和龋齿等情况。

5.2.2 影像学检查或诊断

- 高分辨率颌面部 CT 成像:这是面部损伤评估的金标准。三维重建有助于更加准确地评估损伤。最大强度投影技术有助于评估牙根损伤。
- 全景片:需要患者配合,患者必须保持直立位。可以看到整个下颌及牙齿情况。汤氏位可以帮助评估髁突骨折。

- 普通 X 线片(下颌骨前后位、侧方位、斜位、开口汤氏位):这些检查在儿童患者身上应用价值不大,因为儿童下颌骨钙化程度较成人要低。

5.3 治疗

- 治疗目的:恢复咬合关系、功能及面部对称性。
- 面部发育:下颌骨的垂直生长主要发生在髁突下区域,该区域若损伤严重可能会中断发育。关于这一风险的咨询是相当重要的。
- 儿童骨折具有重建的能力。因此轻度移位且咬合关系轻微改变的骨折,可以保守处理。

5.3.1 牙弓夹板固定术(Gunning 夹板)

- 小于 2 岁的患儿,乳牙未出齐且并不能忍受弓形板固定。ORIF 也有损伤牙根的风险。
- 可以采用上下颌骨钢丝固定,环形固定下颌骨、下颌骨梨状孔间或者其他能够固定的位置(▶ 图 5.2)。

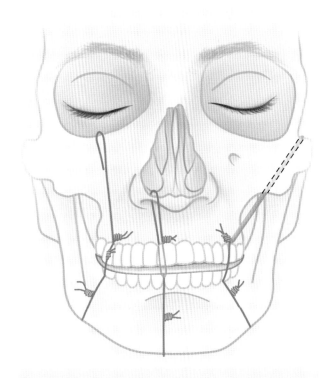

图 5.2　固定技术,包括环形固定下颌骨、下颌骨梨状孔间固定、口周固定、颧弓下颌骨间固定。至少选择三种固定方案可达到最佳的固定稳定性。

5.3.2 Erich 弓形杆上颌固定

- 如果患儿出现成人磨牙,或乳磨牙牢固可靠,可以采用弓形杆固定骨折(2~5 岁儿童具有牢固的乳磨牙;6~12 岁儿童处于替牙期,乳牙和恒牙共存)。
  - 环形固定下颌骨采用低位的弓形杆固定。
  - 上颌骨弓形杆固定在下颌骨前部和梨状孔之间或鼻前棘之间。
- 在年龄较大的恒牙期患儿,采用弓形杆或 IMF 螺钉建立颌间固定,可以达到稳定可靠的效果。
  - 乳牙和部分恒牙混合期,导致这种钢丝固定具有一定的不稳定和不可靠性,且对将来的牙齿生长具有一定的损伤。

5.3.3 骨折后固定的时机

- 儿童骨折的愈合时间较成人快很多,而且该区域损伤后,髁突重建能力也很好。
- 髁突骨折:常采用保守治疗,流质饮食和物理治疗。
- 髁突下骨折:一旦发生髁突下骨折,固定时间尽量缩短,一般建议 2 周内,以降低 TMJ 关节僵硬发生的风险。
- 下颌体和下颌角骨折:固定 3~4 周。
- 颏部或者颏旁骨折:固定 4 周。

5.3.4 切开复位内固定术(ORIF)

- 当咬合关系不能通过物理复位,或者合并多处骨折时,必须进行 ORIF。
- 在考虑手术方案时,牙根的发育问题也很关键。
- 双侧髁突下骨折,可以考虑双侧同时降低部分下颌骨的高度。

- 微型钢板单皮质螺钉固定在下颌骨下缘的位置,最大限度减少对牙根的损伤。
  - 至少有一处骨折必须重建下颌骨的高度,以防止咬合关系异常。
- 切口入路(见第 2 章)。
  - 口内切口,下颌体部或颏部骨折,选择牙龈唇沟切口。
  - 对于下颌角骨折,可以选择经皮螺钉口内入路或 Risdon(外部)入路。

5.4 并发症

- 咬合关系异常或牙列畸形:骨折未达到解剖复位,或未恢复骨折稳定性。
- TMJ 关节僵硬:尤其是在髁突骨折时易发生,或者骨折后长时间的固定,也是导致关节僵硬的因素。
- 发育不平衡:严重的损伤,尤其是髁突下骨折,可能导致术后骨骼两侧发育不平衡、不对称,这一点无法避免。

5.5 易错点

- 未能正确处理髁突下骨折和未恢复下颌骨的高度,将可能导致永久性的开𬌗畸形,或者咬合不正。
- 钢板螺钉固定下颌骨折时未考虑牙根。
- 未能考虑与髁突下骨折相关的下颌骨发育不对称问题。
- 未能及时解除 MMF;未能确定是否咬合已恢复正常,导致髁突长时间位于颞关节窝内,引起关节僵硬。

第 2 部分

面部肿瘤

[鳞状细胞癌、
基底细胞癌、
黑色素瘤和
面部肿物缺损修复
(Mohs 手术后缺损)]

第 6 章
唇部肿瘤和修复重建

Tracy S. Kadkhodayan, Terence M. Myckatyn

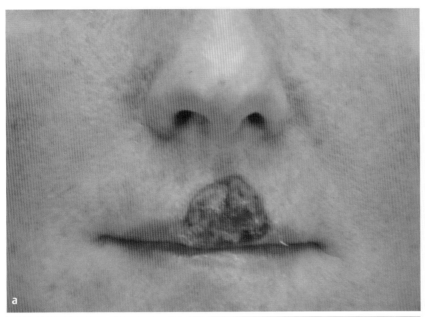

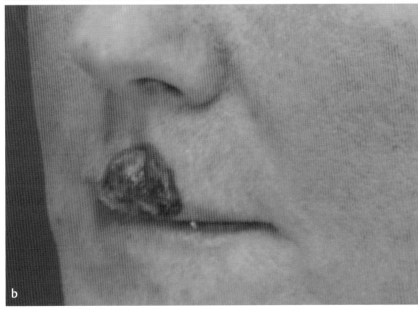

图 6.1　女性患者,42 岁,上唇部基底细胞癌 Mohs 手术后缺损。

6.1 症状描述

- 上唇中央部分缺损 2.3cm×2.5cm,累及黏膜、唇红和上唇皮肤。
  - 累及多个重要结构:唇弓、人中沟和双侧人中嵴。
- 口轮匝肌未受损伤。

6.2 诊断检查

6.2.1 病史

- 日光暴露史。
- 个人和家族的皮肤癌病史。
- 遗传性疾病:着色性干皮病、Gorlin 综合征(痣样基底细胞癌综合征)、白化病。
- 放射治疗史。
- 器官移植史:鳞状细胞癌是实体器官移植受者最常发生的恶性肿瘤。(译者注:维持宿主耐受移植器官所需的长期免疫抑制治疗会增加器官移植受者发生恶性肿瘤的风险。)

6.2.2 体格检查

- 全身体表检查。
- 淋巴结检查排除转移性肿瘤。

6.2.3 诊断

- 应根据切取活检结果来确认临床诊断。
  - 可实施全层部分或全部切除病理活检,避免刮取活检。

6.3 治疗

- 如果条件允许,可以考虑 Mohs 手术。
  - Mohs 手术可以检查 100% 的手术切缘,治愈率最高。

6.3.1 切除(▶表 6.1)

- 基底细胞癌。
  - 标准切缘距肿瘤边缘 2~5mm。
  - 对于边界不清、病变复发、周围神经浸润、侵袭性生长的高危情况,需要更大的切缘距离。

表 6.1　不同类型皮肤恶性肿瘤推荐切缘标准

基底细胞癌	鳞状细胞癌	黑色素瘤(Breslow 厚度)
切缘标准:2~5mm	<2cm 且分化良好:4mm	原位:5mm
侵袭性亚型切缘标准:7mm	>2cm、侵及脂肪、高危部位:6mm	<1mm:1cm
		1~2mm:1~2cm
		>2mm:2cm

  - 对于未行手术的患者可以应用放射治疗。
- 鳞状细胞癌:唇部最常见,超过 90% 发生在下唇。
  - 低风险病变要求扩大切除边缘为 4mm:高分化/中分化、边界清晰、躯干/四肢病变直径大于 2cm。
  - 高风险病变要求扩大切除边缘为 6mm:低分化、边界不清、侵及周围神经或者血管、Clark 分级为 4 级或者 5 级、复发性肿瘤、高危部位(面部口罩区、手/足、外生殖器)。
  - 肿大淋巴结必须进行细针抽吸活检或者粗针活检,以确定是否有转移病变。
  - 放射治疗可用于无法接受外科手术治疗的患者。
- 黑色素瘤:切除边缘取决于肿瘤厚度(Breslow 厚度)。
  - 原位肿瘤:5mm。
  - <1mm:1~2cm。
  - 1~2mm:1~2cm。
  - 2.1~4mm:2cm。
  - >2cm:2cm。
  - Ⅰb 期(厚度为 0.76~1mm 伴溃疡或者每平方毫米有丝分裂率≥1)或者 Ⅱ 期(厚度>1mm)黑色素瘤需要进行前哨淋巴结活检(耳鼻喉或者肿瘤外科会诊),如果淋巴结活检呈阳性反应,需要进行颈部淋巴结清扫。
  - Ⅲ 期黑色素瘤(淋巴结受累)需要肿瘤内科会诊,使用干扰素。

6.3.2 肿瘤术后修复重建

- 手术目标:功能重建(口腔功能、语言功能)和美学修复。
- 肿瘤术后修复重建工作必须等到最终病理检查确认切缘无肿瘤细胞才能进行。

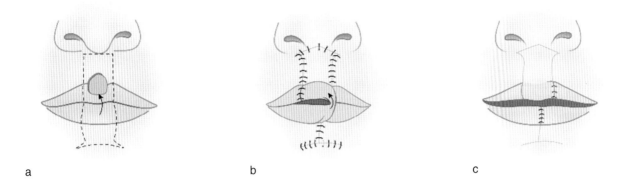

a b c

图 6.2 Abbe 瓣。(a)Abbe 瓣取自下唇中央,对于上唇中央缺损的修复,皮瓣取到唇颏沟。如果缺损涉及上唇侧边,皮瓣可以取到颏部。(b)插入上唇人中嵴到鼻基底部。(c)2 周后进行断蒂处理。

- ○ 伤口局部护理或者临时皮瓣覆盖。
- ○ 术中快速冰冻切片检查不能保证切缘阴性。
- 外科手术经验。
  - ○ 局部浸润麻醉前进行标记(如白圈或红线)。
  - ○ 直接缝合伤口:缺损≤1/4 上唇,或者缺损≤1/3 下唇。
- 黏膜缺损/唇红缺损:缺什么补什么。
  - ○ 黏膜推进:缺损未达全层。
  - ○ 唇红推进:肌肉唇红组织瓣推进修复小面积全层缺损。
  - ○ 交叉唇瓣。
    - – 主要用于修复上唇较大的缺损。
    - – 需要二期手术(2 周后)进行断蒂处理。
  - ○ 舌瓣。
    - – 采用腹侧舌面,以前方基底做皮瓣。
    - – 需要行二期手术(10 天左右)进行断蒂处理。
- 上唇全层缺损:关注关键体表标记的修复。
  - ○ 缺损≤上唇 1/4 的创面可以直接缝合。
  - ○ 全层皮瓣修复:肌肉层尚未累及时应用。
    - – 考虑美学亚单位的修复。
  - ○ Abbe 瓣(▶图 6.2)。
    - – 下唇交叉唇瓣修复上唇缺损,设计宽度为缺损宽度的一半。
    - – 可以修复上唇 1/3~1/2 的缺损。
    - – 2~3 周后行二期手术进行断蒂处理。
  - ○ Karapandzic 皮瓣(▶图 6.3)。

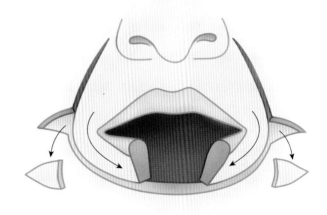

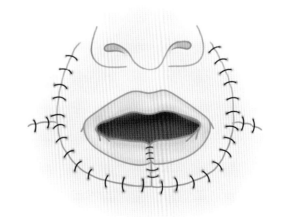

图 6.3 Karapandzic 皮瓣。

- 旋转肌皮瓣最初用于修复下唇 1/3~2/3 缺损；同样可以用于修复上唇缺损。
- 保留了神经血管,可以修复口腔功能,但会导致小口畸形。
- 下唇全层缺损。
  ○ 缺损≤1/3 可以直接缝合伤口。
  ○ 翻转的 Abbe 瓣:利用上唇交叉唇瓣修复下唇。
  ○ Schuchardt 瓣修复下唇 1/3~2/3 缺损。
    - 沿唇颏沟做唇部推进皮瓣。
    - 常联合交叉唇瓣预防小口畸形。
  ○ Karapandzic 皮瓣:如上所述。
- Bernard–Burrow–Webster 法:用于唇部≥2/3 的缺损。
  ○ 双侧面颊部推进皮瓣,去除鼻唇沟和唇颏沟处 Burrows 三角箭头形皮瓣。
- 口角处缺损。
  ○ Estlander 皮瓣(▶ 图 6.4):设计口角处的唇部缺损可使用上唇向下唇的翻转皮瓣。
    - 用于修复下唇 1/2~2/3 全层缺损。
- 全唇重建。
  ○ 游离前臂桡侧皮瓣。
  ○ Bernard–Burrow–Webster 法:如上所述。

6.4 并发症

- 复发性肿瘤:需要重新手术切除。
- 伤口不愈合,皮瓣部分坏死:局部伤口护理。
- 小口畸形:可以通过术后夹板固定进行预防。
  ○ Abbe 皮瓣(单侧或双侧)术后及时进行预防治疗。
- 口腔功能不全:口轮匝肌修复重建有重要的预防意义。

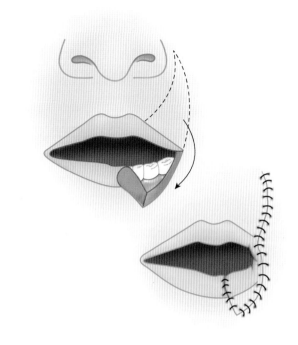

图 6.4　Estlander 皮瓣。

6.5 易错点

- 怀疑黑色素瘤时未行病理活检检查。
- 切除不完整。
- 未确定边缘阴性就进行修复重建。
- 未修复口轮匝肌。
- 未完整修复三层组织缺损(黏膜、肌肉、皮肤)或者忽略重要结构(人中、唇弓、唇珠)。

第 **7** 章
鼻部肿瘤和修复重建

Alison K. Snyder-Warwick, Marissa Tenenbaum

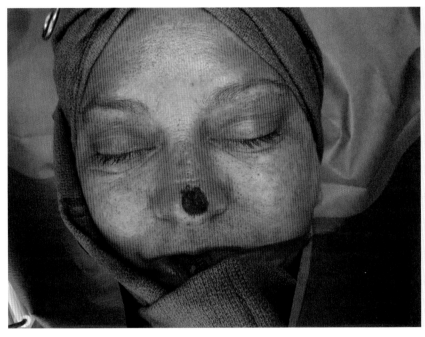

图 7.1　女性患者,59 岁,因 3 个月前发现鼻尖皮损而到诊所就诊。

7.1 症状描述

- 鼻尖皮脂腺皮肤全层缺损。
- 结构框架和鼻腔衬里未受累。
- 缺损大小<1.5cm,适合局部组织移位。
- 只累及鼻尖一个亚单位,没有累及其他美学亚单位。

7.2 诊断检查

7.2.1 病史

- 日光暴露史。
- 个人或家族的皮肤肿瘤史。
- 遗传性疾病。
  - 着色干皮病、Muir-torre 综合征(多发性皮肤肿瘤并发内脏恶性肿瘤)、Gorlin 综合征 (痣样基底细胞癌综合征)、白化病、基底细胞痣综合征及其他。

7.2.2 诊断

- 全身皮肤检查。
- 治疗前,必须先行病理检查明确诊断。
  - 可实施全层部分或全部切除病理活检,避免刮取活检。

7.3 治疗

- 如果条件允许,可以考虑 Mohs 手术。
  - Mohs 手术可以检查大约 100% 的手术切缘,治愈率最高。
  - 边缘病理检查如果还有肿瘤细胞,需要继续扩大切除范围。

7.3.1 切除(参见 ▶ 表 6.1)

- 基底细胞癌:2~5mm 切缘。侵袭亚型需扩大切缘。
- 鳞状细胞癌。
  - 皮损直径<2cm、高分化、非侵袭性切除边缘为4mm。
  - 皮损直径>2cm、低分化、侵及脂肪、高危部位(面中部、耳部、头皮、手、足、外生殖器)切除边缘为6mm。
- 黑色素瘤:切除边缘取决于肿瘤厚度(Breslow 厚度)。

  - 原位肿瘤:5mm。
  - <1mm:1cm。
  - 1~2mm:1~2cm。
  - >2mm:2cm。
  - II 期黑色素瘤(厚度>2mm 或者>1mm 伴溃疡)需要进行前哨淋巴结活检(肿瘤外科会诊)。
  - III 期黑色素瘤(淋巴结受累)可能需要使用干扰素(肿瘤科会诊)。

7.3.2 肿瘤术后修复重建

- 确认肿瘤切除干净以后再行修复重建。
  - 术中快速冰冻切片检查不能确保边缘阴性。
  - 不能确认时,切除后敷料临时包扎或者临时皮片覆盖。
- 鼻部美学亚单位(▶ 图 7.2)。
  - 分成 9 个鼻部亚单位。
    - 3 个中线亚单位(鼻背、鼻尖、鼻小柱)。
    - 3 对侧方亚单位(侧壁、鼻翼、软三角)。
  - 瘢痕设计于鼻部亚单位边界线可以达到最好的美学效果。
  - 鼻部亚单位原则:如果缺损大于鼻尖或者鼻翼的 50%,剩余的正常皮肤应该一起去除,然后重新对整个鼻部亚单位进行修复。这个原则尚有争议。

7.3.3 修复重建选择方案

- 二期愈合。

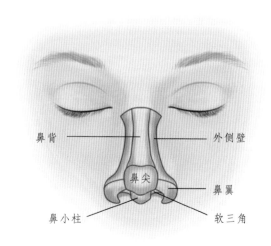

图 7.2 鼻部美学亚单位。

○ 远离可移动标记的曲面或者平面的小面积、表浅缺损(例如,内眼角区、侧壁、鼻翼沟)。

○ 湿性辅料覆盖(凡士林)。

- 直接闭合伤口。
  ○ 鼻部上 2/3 缺损面积<0.5cm。
- 全厚皮片。
  ○ 鼻部上 2/3 的小面积(<1.5cm)浅层缺损。
  ○ 锁骨以上部位的皮肤颜色较为接近鼻部皮肤(例如,额部、耳前、耳后、锁骨上区)。
- 软骨皮肤复合组织瓣。
  ○ 小创面(<1cm),鼻翼缘的全层缺损和鼻小柱缺损。
  ○ 供区:耳轮、耳廓边缘、耳垂。
- 局部皮瓣:小创面(<1.5cm)表浅缺损。
  ○ 转移皮瓣(旗形皮瓣):鼻部上 2/3。
  ○ 双叶皮瓣(▶ 图 7.3):鼻部下 1/3。
  ○ 鼻背皮瓣(人字形瓣)(▶ 图 7.4):鼻背和鼻尖缺损(<2cm)。
- 区域皮瓣。
  ○ 鼻唇沟皮瓣。
    – 血供来自面部穿支血管和内眦动脉。
    – 1 期修复,蒂在上的皮瓣:表浅鼻侧壁和鼻翼缺损。
    – 2 期皮瓣:鼻翼深部缺损,需要软骨移植。
  ○ 前额皮瓣。
    – 血供来源于滑车上动脉。
    – 根据缺损严重程度需要 2 期或 3 期修复。

双叶皮瓣

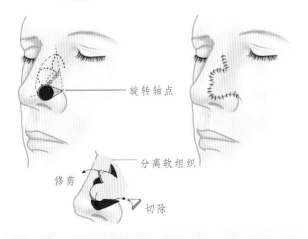

图 7.3 双叶皮瓣。

鼻背皮瓣

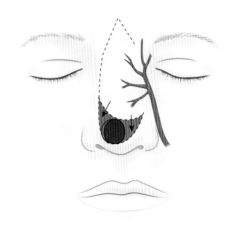

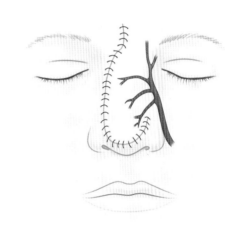

图 7.4 鼻背皮瓣。

– 主要用于大面积缺损(>1.5cm)或者深部缺损(涉及支架结构重建)。

- 全层缺损:需要重建外层皮肤、支架、衬里。
  ○ 支架结构包括:鼻中隔、耳甲腔软骨、肋软骨、颅骨。
  ○ 鼻衬里重建方案选择:邻近皮肤的翻转皮瓣、皮片移植、剩余鼻腔衬里旋转推进、中隔黏膜软骨瓣、翻转额瓣、面动脉肌肉黏膜瓣(FAMM)、游离皮瓣[前臂桡侧皮瓣、股前外侧皮瓣(ALT)、足背皮瓣]。

7.4 并发症

- 复发性肿瘤:再次切除。
- 伤口裂开,皮瓣部分坏死:局部伤口护理。

7.5　易错点

- 怀疑皮肤病变未做病理活检检查。
- 切除不充分。
- 未确认边缘阴性就进行修复重建。
- 未使用鼻部亚单位理念修复鼻部缺损。
- 未修复鼻部各层组织缺损(黏膜、软骨支撑结构性框架、皮肤)。

第 **8** 章
眼睑肿瘤和修复重建

Jason R. Dudas, Eva A. Hurst

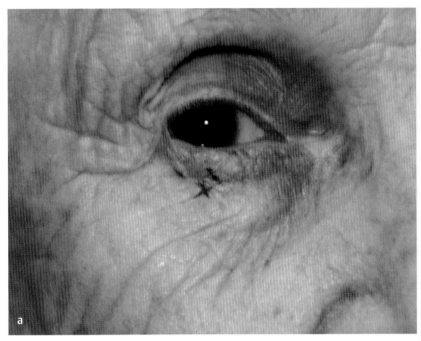

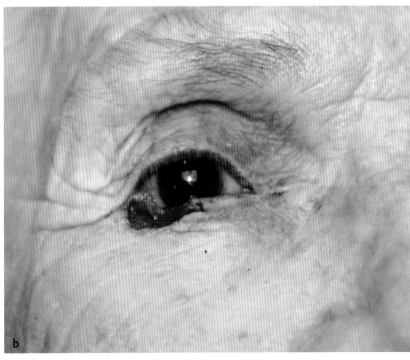

图 8.1　女性患者,87 岁,下睑基底细胞癌及其切除后导致的下睑缺损。

8.1 症状描述

- 下睑边界不清的基底细胞癌(适合选择 Mohs 手术)。
- 下睑的全层缺损。
  - 缺损接近下睑的一半,侵及眼睑边缘,睑板全层受累。
- 邻近皮肤和肌肉缺损延伸至睑颊沟。
- 内外眼角韧带未受累,泪腺系统未受累。

8.2 诊断检查

8.2.1 病史

- 眼部病史,包括干眼症和溢泪。
- 个人或家庭皮肤恶性肿瘤史或者日光暴露史。
- 眶周手术史或创伤史。

8.2.2 体格检查

- 眶周分区(▶图 8.2)。
- 了解缺损层次。
  - 全层缺损或者部分缺损。
  - 皮肤、肌肉、睑板、结膜。
- 评估眼角支持结构和泪腺系统有无受累。
- 判断局部可用于重建的残余组织(包括皮肤、肌肉、睑板、结膜)。
- 评估眼睑功能。

8.2.3 诊断

- 明确诊断:如果以前没有做过病理检查,初诊时,应通过切取活检明确病理分期。
- 修复重建前先确认病理检查提示边缘没有残留肿瘤细胞。
- 磁共振成像(MRI):对侵袭性肿瘤进行 MRI 检查以了解肿瘤和周围淋巴结情况(有无周围神经浸润或者深部组织受累)。

8.2.4 会诊

- 眼科会诊:进行视力和视野检查,行希尔默试验。

8.3 治疗(▶图 8.3)

8.3.1 要点

- 缺失各层均需重建。
  - 前层:皮肤和眼轮匝肌(最外层覆盖)。
  - 中间层:睑板和眶隔(支撑结构)。
  - 后层:结膜(衬里)。
- 如果有全层缺损(前层、中间层、后层均缺损),至少有一层组织需要用皮瓣修复。
  - 不能用游离移植物同时修复全层组织缺损。需要至少一个组织瓣为游离移植物提供血供。

8.3.2 1 区:上睑

- 部分缺损。
  - <50%眼睑宽度:利用局部组织推进一期闭合伤口。
  - >50%眼睑宽度:从对侧上睑行全厚皮片(FTSG)修复。
- 全层缺损。
  - 缺损<25%:利用眦切开术一期闭合伤口。
  - 缺损为 25%~50%:利用 Tenzel 半圆形旋转皮瓣。
  - 缺损为 50%~75%:选择修复重建。
    - Cutler Beard 皮瓣(含软骨):全层带蒂下睑瓣。6~8 周断蒂处理。
    - 复合组织瓣(例如,对侧上睑睑板结膜复合组

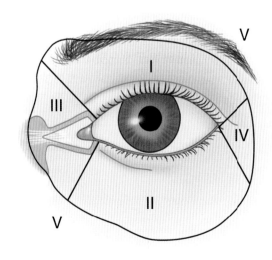

图 8.2　眼睑分区。

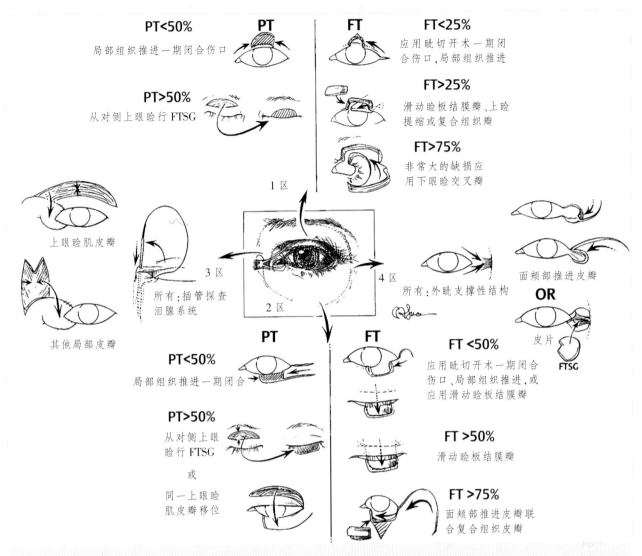

图 8.3　眶周缺损修复重建指导图。FT,全层;FTSG,全厚皮片;PT,非全层。(Reproduced with permission from Spinelli H,Jelks GW. Periocular reconstruction:a systematic approach. Plast Reconstr Surg 1993;91(6):1017–1024.)

织瓣或鼻中隔软骨黏膜复合组织瓣)及局部肌皮瓣。

- 缺损>75%。
  - 下睑转移瓣(Mustardé 交叉眼睑瓣)。
  - 可能需要面颊部推进修复供区缺损。
  - 前额皮瓣复合黏膜移植。

8.3.3　2 区:下睑

- 部分缺损。
  - 缺损<50%:局部推进皮瓣一期闭合伤口。
  - 缺损>50%:修复重建方案。
    - 利用对侧上睑 FTSG 修复。
    - 上睑转移皮瓣(Fricke 法、Tripier 法)。

- 全层缺损。
  - 缺损<25%:利用眦切开术一期闭合伤口。
  - 缺损为 25%~50%:利用 Tenzel 半圆形旋转皮瓣。
  - 缺损为 50%~75%:睑板结膜瓣(Hughes 瓣)联合 FTSG。
  - 缺损>75%:面颊部推进皮瓣联合游离移植物(腭黏膜、鼻中隔软骨黏膜瓣)。

8.3.4　3 区:内眦

- 插管探查泪腺系统。
- 上睑或眉间局部皮瓣。
- 可尝试二期愈合(凹陷区域)。
- 如果内眦断裂,需要重建。

8.3.5 4 区:外眦

- 面颊部推进皮瓣或者 FTSG。
- 外眦支撑性结构修复手术:外眦固定术或外眦成形术。

8.3.6 5 区:眶周或者多区缺损

- 优先保护角膜。
- 以肌皮瓣或者 FTSG 覆盖创面。
- 必要时可分期修复。

8.4 并发症

- 眼睑外翻。
  - 闭合伤口避免张力过大。
  - 所有皮瓣的设计必须使张力为水平方向。垂直方向的张力会向下牵拉下眼睑,增加外翻的风险。
  - 外眦支撑性结构修复手术。
- 角膜磨损。
  - 避免缝合材料和角膜的接触:埋藏可吸收线的线结。
  - 避免角化上皮与角膜接触。
- 美容效果不良。
  - 避免垂直切开:可能会形成切迹。
  - 准确对合眼睑各层组织。
  - 尽可能保留睫毛线的连续性。

8.5 易错点

- 未能准确评估缺损程度[前层和(或)后层]。
- 修复重建前未确认边缘没有肿瘤细胞残留。
- 未能恰当修复重建各层缺损。
  - 例如,游离移植物重叠(FTSG+软骨黏膜复合组织瓣)。
- 未能发现其他并发损伤,例如,泪腺系统损伤或者眼角结构受累。

第 9 章
耳部肿瘤和修复重建

Tracy S. Kadkhodayan, Terence M. Myckatyn

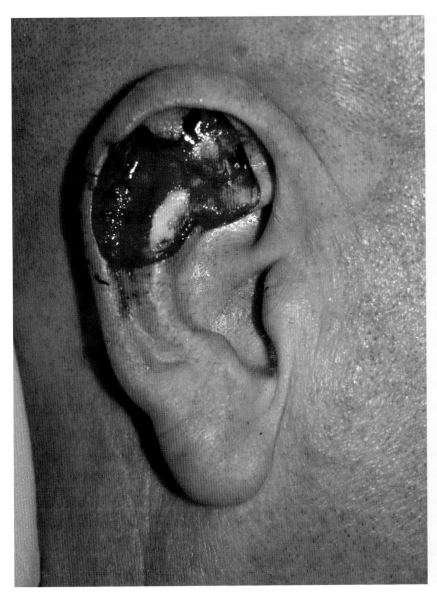

图 9.1 男性患者,50 岁,右耳基底细胞癌 Mohs 术后组织缺损。

9.1 症状描述

- 皮肤全层缺损直达对耳轮上的软骨。
- 部分软骨膜缺失,软骨暴露。

9.2 诊断检查

9.2.1 病史

- 日光暴露史。
- 个人和家族的皮肤肿瘤史。
- 遗传性疾病:着色性干皮病、Gorlin 综合征(痣样基底细胞癌综合征)、白化病。

9.2.2 体格检查

- 全身体表检查。
- 淋巴结检查。

9.2.3 诊断

- 如果患者初诊时未行切除术,那么治疗前,必须先行活检明确诊断。
  - 可行全层完整切除活检或手术切除活检,避免刮取活检。

9.3 治疗

- 如果条件允许且尚未切除,可以考虑 Mohs 手术。
  - Mohs 手术可以检查大约 100% 的手术边缘,治愈率最高。
  - 边缘病理检查如果还有肿瘤细胞,需要继续扩大切除范围。

9.3.1 切除(参见 ▶ 表 6.1)

9.3.2 修复重建

- 最终病理检查确认肿瘤切除干净以后再行修复重建。
- 切除后敷料包扎或者临时皮片覆盖。
  - 术中快速冰冻切片检查不能确保边缘阴性。

9.3.3 按缺损面积治疗

- 小缺损(<1/4 耳朵)。
  - 一期直接闭合伤口±Tanzer 手术。
  - Wedge 法(缺损<1.5cm)。
  - 伤口二期愈合或者皮片移植(如果软骨和软骨膜未受累)。
- 中度缺损(1/4~1/2 耳朵)。
  - 局部皮瓣或者皮片移植。
  - 对侧软骨皮肤复合组织瓣。
- 大缺损(>1/2 耳朵)。
  - 全耳再造(见第 14 章:小耳畸形)。
  - 完全撕脱:利用颞浅动脉或者耳后动脉再植。

9.3.4 按缺损部位治疗

- 上 1/3。
  - 皮片移植:对侧耳后全厚皮片移植最为合适;用于耳廓边缘修复效果较差。
  - 耳廓边缘缺损<2cm。
    - Antia-Buch 法(▶ 图 9.2):耳廓边缘推进皮瓣,基于耳后血供的耳廓边缘皮肤软骨推进皮瓣。

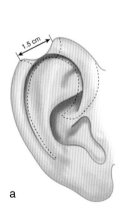

a

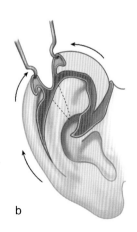

b

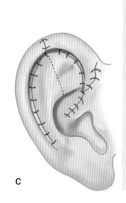

c

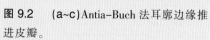

图 9.2   (a~c)Antia-Buch 法耳廓边缘推进皮瓣。

- 耳廓边缘较大的缺损(>2cm)。
  - 二期手术：①耳后皮肤临时覆盖耳朵；②松解植皮。
  - 耳后带蒂管状皮瓣：两期。
  - 隧道逆行转位技术或者管状带蒂皮瓣。
- 旗形皮瓣：皮瓣以颅耳沟前上方为蒂。
  - 修复较大的缺损(>2cm)可以结合对侧耳软骨移植。
- 皮肤软骨转移皮瓣：供区常需植皮。
  - Orticochea 手术：以一侧耳轮为蒂。
  - Davis 皮瓣：取自耳甲腔，以前耳轮脚为蒂。
- 肋软骨支架复合颞浅筋膜瓣治疗较大缺损。
- 中 1/3。
  - 耳轮缘缺损：软骨皮肤推进皮瓣。
  - 乳突皮瓣(耳后蒂)：只用皮瓣。
    - 通常需要二期手术(3~4 周)进行断蒂处理和(或)需要中厚皮片移植覆盖供区缺损。
    - 经常结合对侧耳软骨移植(即 Dieffenbach 瓣)。
  - 逆行皮瓣：取对侧耳廓软骨移植于乳突区皮下，二期手术(3 周后)进行断蒂转移修复缺损。
- 下 1/3。
  - 耳垂缺乏支撑结构，修复比较困难。
  - 以上方为蒂的皮瓣复合软骨移植。
  - 对侧耳垂复合移植物。
  - 耳后软骨皮肤复合组织瓣。
- 外耳道。

- 比起修复缺损，维持外耳道的通畅更重要。
- 需要使用支架或者夹板固定 6 个月。

9.4　并发症

- 肿瘤复发：再次切除。
- 伤口不愈合、局部皮瓣坏死：局部伤口护理。
- 感染/软骨炎。
  - 抗生素：外用磺胺米隆和口服氟喹诺酮能有良好的软骨通透性。
  - 必要时清创处理。
- 血肿：及时切开，引流，加压包扎。
- 瘢痕挛缩导致外耳道阻塞。
- 软骨变形。

9.5　易错点

- 怀疑黑色素瘤未行病理活检。
- 切除不彻底。
- 未确定边缘没有肿瘤细胞残留就进行修复重建。
- 感染预防不足：外用磺胺米隆(Sulfamylon；Mylan Pharmaceuticals, Canonsburg, PA)和氟喹诺酮(全身)有较好的软骨渗透性。
- 包扎不当：打包加压，放置引流防止血肿。
- 未放置外耳道支架。

第 **10** 章
颊部肿瘤和修复重建

Santosh Kale, Albert S. Woo, Terence M. Myckatyn

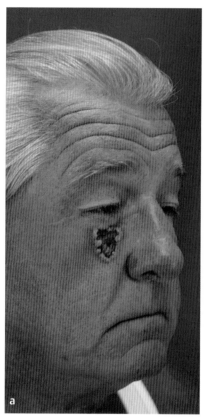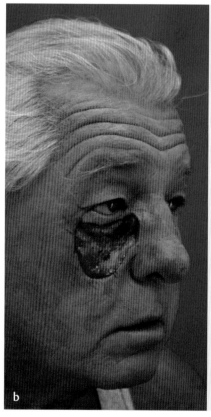

图 10.1　(a,b)男性患者,56岁,右颊部鳞状细胞癌 Mohs 术后颊部皮肤缺损。

10.1 症状描述

- 右侧面颊部颧骨隆起与下睑–颊区相邻处的溃疡性病变。
- 肿物切除后,右下睑–颊区全层皮肤缺损。
  - 下睑:睑板前眼轮匝肌和眶隔。
  - 眶下颊区:皮肤、脂肪、SMAS(浅表肌肉腱膜系统)。
- 体检发现中度面部皮肤松弛。

10.2 诊断检查

10.2.1 病史

- 恶性肿瘤:病程。
- 日光与环境暴露史。
- 个人与家庭皮肤恶性肿瘤病史。
- 遗传性疾病:着色性干皮病、Gorlin 综合征(痣样基底细胞癌综合征)、白化病。
- 合并其他疾病。
  - 心肺疾病/外周血管疾病、糖尿病、肥胖、吸烟、放射治疗史、手术史、使用抗凝药物。

10.2.2 体格检查

- 全身体表检查。
- 淋巴结检查排除淋巴结转移。
- 伤口特征(毛发区、附近皮肤松弛)。
- 累及亚单位情况(▶图 10.2)。
- 根据面部美学亚单位进行修复重建。
- 面颊部可以作为一个大的面部美学亚单位,也可以再对其进行分区。

10.2.3 诊断

- 可实施全层部分或全部切除病理活检,避免刮取活检。
- 对任何其他可疑病损进行活检(如果先前未行病理活检)。

10.3 治疗

- 最终病理检查确认切缘没有肿瘤细胞残留后再行

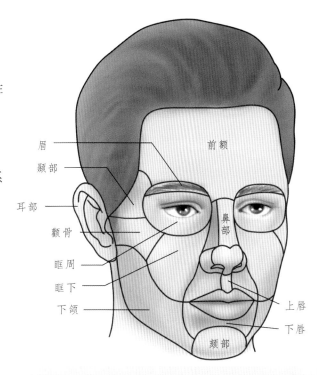

图 10.2　面部美学亚单位可用于指导面部修复重建。

修复重建。
  - 在诊断不确定阶段,伤口可以采用敷料包扎或者临时皮片覆盖。
  - 术中快速冰冻切片病理检查不能确保切缘阴性。

10.3.1 切除(参见 ▶ 表 6.1)

10.3.2 修复重建

- 眼睑–面颊部修复重建必须考虑眼睑的支撑。
  - 可考虑眦成形术/眦固定术支撑松弛的眼睑。
- 直接关闭伤口:如果皮肤足够松弛。
- 皮片移植:皮肤色差欠佳。
  - 全身情况欠佳,不适合转移皮瓣。
  - 存在较高的复发可能性或者作为确定性修复重建前的临时覆盖。
- 转位皮瓣(旗形或者菱形皮瓣):适用于面部小面积皮肤缺损修复。
- Mustardé 面颊部旋转皮瓣(▶图 10.3)。
  - 宽蒂颊部旋转皮瓣适合修复下睑区或者眶下区缺损。
  - 将组织向上推进,防止下睑退缩。
  - 切口沿睑缘横向延伸至耳前区域。

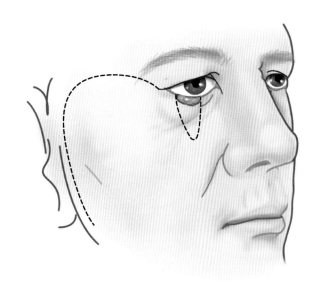

图 10.3   Mustardé 面颊部旋转皮瓣修复下眼睑缺损。

○ 在颈外侧区切除一块三角形的皮肤(Burrow 三角),以利于皮瓣转移。

○ 可在皮下层或者 SMAS 深面(增加血供)掀起皮瓣。

● 皮瓣固定在颧骨或者眶下缘骨膜上,防止发生下睑外翻。

● 颈面部推进皮瓣(▶ 图 10.4)。

○ 前蒂皮瓣/后蒂皮瓣推进或者旋转面部皮肤去填充皮肤缺损。

○ 概念上类似 Mustardé 皮瓣,但不涉及下睑。

○ 切口延伸至耳垂下,横行设计下睑皮瓣。

– SMAS 上进行游离,释放颧部限制韧带。

● 皮瓣必须固定在颧骨或者眶下缘骨膜上,以防止发生下睑外翻。

● 颈胸大肌瓣(▶ 图 10.5)。

○ 设计类似颈面部皮瓣,但是游离范围延伸至耳后,甚至沿发际线游离至颈部以增加皮瓣活动性。

○ 颈面瓣如果皮瓣的活动度不够,可以在最初手术设计上延伸切口用于修复皮肤缺损。

○ 游离深度可达颈阔肌,联合胸肌和三角肌筋膜。

● 区域皮瓣。

○ 用于修复面积较大的皮肤缺损。

○ 三角肌胸肌瓣、颈肱瓣、胸大肌皮瓣、斜方肌瓣、背阔肌瓣。

○ 相比于局部皮瓣颜色匹配度较差。

● 组织扩张。

○ 当修复重建方案选择较为有限时可以选择实施,修复重建可以延迟。

● 微血管重建。

○ 局部皮瓣或者其他方法未能满足缺损修复重建要求时考虑使用微血管重建。

○ 适合较大的口腔黏膜缺损或者复合组织修复重建(黏膜、骨头、皮肤)。

○ 缺点:颜色和质地差异较大。

10.4 并发症

● 下睑外翻:下睑向下拉力过大导致。

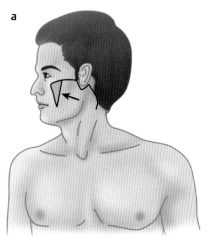

前蒂   后蒂

图 10.4   颈面部皮瓣设计。(a)前蒂。(b)后蒂。

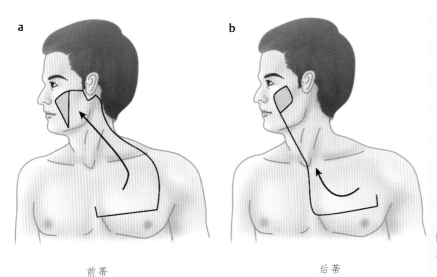

a

前蒂

b

后蒂

图 10.5 颈胸肌瓣设计。(a)前蒂。(b)后蒂。

- 皮瓣部分坏死:局部损伤处理。
- 轮廓畸形,切口不美观,颜色差异太明显。
- 利用毛发区组织推进修复毛发区缺损。
- 血肿:大面积皮瓣修复应放置引流管。

10.5 易错点

- 修复重建前未确认边缘是否切除干净。

- 皮瓣大小未能满足面部缺损修复要求。
- 未周全考虑下眼睑的修复导致下睑外翻。
  - 眼睑缺乏支撑(外眦成形术、外眦固定术)。
  - 未将皮瓣固定在颧骨骨膜处或者眶下缘骨膜处。
  - 皮瓣设计不当导致下睑向下拉力过大,导致下睑外翻的风险增加。

第 **3** 部分

面部先天
畸形

3

▶ 加入医疗整形学习群
入群指南见本书 插页
- - - - - - - - - - - - - - - - - - - -
听音频
了解医疗整形那些事儿

第11章
单侧唇裂

Albert S. Woo

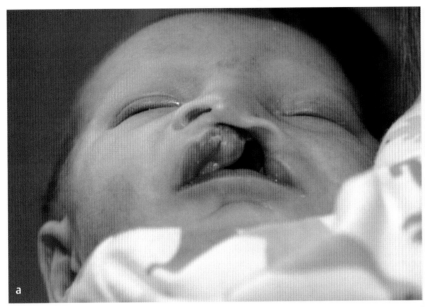

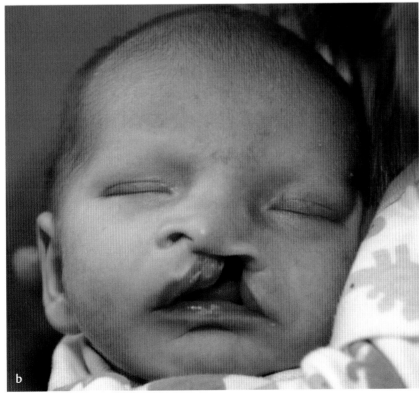

图 11.1 足月新生男性婴儿,先天性单侧唇裂畸形。

11.1 症状描述

- 完全性单侧唇裂畸形。
  - 唇裂鼻畸形:鼻孔变宽、塌陷(鼻翼软骨向下方、后方和侧方移位),无明显发育不全。鼻尖呈球状,向患侧偏斜。
  - 鼻中隔畸形:鼻中隔偏离患侧。
- 齿槽裂。
- 完全性单侧腭裂。

11.2 诊断检查

11.2.1 病史

- 有无口面裂等家族史。
- 有无喂养困难,体重增加是否正常。
- 有无其他的疾病或相关的综合征。

11.2.2 体格检查

- 检查畸形组织,包括涉及的唇、牙槽、腭等结构,是单侧还是双侧。
- 评估出生的相关异常畸形是否符合某些综合征表现。

11.2.3 诊断

- 如果考虑涉及系统性疾病或某种综合征,则需要进一步明确诊断。

11.2.4 会诊

- 尽可能考虑多学科会诊,包括:整形外科、儿童耳鼻咽喉学、言语病理学、儿童心理学、听力学、遗传学、儿童牙科、正畸、颌面外科、社会服务、护理等。
- 如有可能,也需要进行遗传学评价。

11.3 治疗

- 通过多学科进行治疗。

11.3.1 治疗计划

- 预期治疗步骤(唇裂治疗时间计划表参见 ▶ 表 11.1)。

表 11.1　唇腭裂儿童治疗时间计划表

年龄	治疗
新生儿	喂养评估、初步临床评估、遗传学转诊(如有必要)
0~3 个月	塑形治疗,唇裂处缝合粘连(如有必要)
3 个月后	唇裂修复术
1 岁后	腭裂修复术
3~4 岁	腭咽闭合能力评估
7~10 岁	正畸后进行牙槽突植骨(于替牙期进行)
骨骼发育成熟后	鼻中隔成形,如有必要行最后修整手术;如有证据表明中面部发育不足,行正颌手术

- 喂养:唇腭裂序列治疗的重要步骤。
  - 使用特殊的喂养奶瓶:Haberman 吮吸奶瓶(吸头尖端具有弹性)、Pigeon 奶嘴(具有可增加流速的交错开孔)或 Dr.Brown 的 2 段奶嘴(具有 Pigeon 内阀)。
- 塑形治疗:缩小裂隙、调整牙槽弓,以优化后期手术效果。
  - 也可以不使用塑形矫治器。
  - 唇弓减张:利用无菌胶带或现有的一些材料(如,DynaCleft;Canica Design,Almonte,Ontario,Canada)进行处理。
  - 鼻-牙槽骨塑形治疗(NAM)。
    - 塑形保守治疗已成为改善鼻外形的首选。
    - 先单独进行牙槽骨正畸直至牙槽裂缩小至 5mm,再应用鼻撑改善鼻部外形。
  - Latham 托板。
    - 利用塑形器积极治疗,促进骨腭发育,收缩上颌骨前部裂隙。
    - 考虑到可能会干扰到上颌骨的发育,故应用较少。
- 唇粘连术(非必要)。
  - 以外科手术的形式代替矫治器治疗。
  - 在 6 周到 3 个月龄期间,简要地修复唇裂处皮肤或肌肉。
  - 目标:正式的唇裂修复手术通常在 3~6 个月龄期间进行,唇粘连的目的是降低正式手术时的切口张力。
- 唇裂修复:通常于 3 月龄时开始。
  - "三 10"规则:体重 10 磅(1 磅=0.45kg)以上,血红蛋白 10g 以上,年龄 10 周以上。

   ○ 模具塑形(NAM)和唇粘连后治疗可酌情推迟。

- 腭裂修复：约 1 岁时进行。
  - 过早进行修复对发音更有帮助，但可能影响上颌骨发育。反之亦然。
- 牙槽突裂骨移植。
  - 在对牙齿正畸后进行，通常选择在替牙期(大约 7~10 岁)进行。
- 唇裂鼻畸形矫正和鼻中隔成形术。
  - 患者骨骼发育成熟后进行最佳。可结合其他局部修整手术同时进行。
  - 鼻中隔成形术通常推迟至该阶段进行。

11.3.2　唇裂修复手术技巧

- Millard 旋转推进修复法。
  - 被广泛认可的手术方法(▶ 图 11.2)。
  - 裂隙内侧稍短的上唇瓣向下旋转，裂隙外侧唇瓣向内侧推进。
  - 即使你可能对该术式非常熟悉，也应该做好详细的准备。
  - 其他的术式包括改良 Mohler 手术、Noordhoff 技术。传统一些的术式，如 Randall-Tennison Z 成形术，已很少使用了。
- 早期唇裂鼻畸形矫正：可与唇裂修复同时进行，目前被广泛认可，但不是必要步骤。
- 手术标记。
  - 考核重点内容，应牢牢掌握。
  - 关键点(▶ 图 11.3)。
    - 点 1：上唇正中点(Cupid 弓中点)。
    - 点 2：健侧唇峰位置。
    - 点 3：测量点 1 到点 2 的距离，依据该距离于点 1 另外一侧确定点 3 位置。
    - 点 4：确定患侧唇峰点，拟与点 3 对合。
  - 关键皮瓣。
    - 旋转皮瓣：从点 3 向鼻小柱中点点 5 处做弧线，并在点 5 处适当回切，从而更有利于皮瓣旋转。
    - 推进皮瓣：从点 4 沿红白唇交界缘延伸至裂侧鼻孔边缘点 8，并向鼻翼基底外侧延伸。
    - C 形皮瓣：用来再造患侧鼻小柱部分。
    - L 形皮瓣：用来重建患侧鼻孔基底及作为推进皮瓣侧壁。

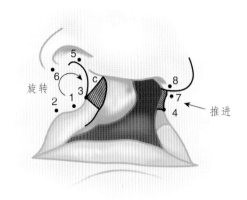

a

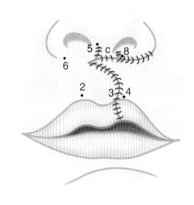

b

图 11.2　(a,b)Millard 旋转推进法矫正单侧唇裂畸形。

- M 形皮瓣：用来增加患侧唇部饱满度。

11.4　并发症

- 伤口裂开。
- 感染。

11.5　易错点

- 无法掌握唇裂修复的手术设计，无法指出各标记点在缝合之后所在的位置。
- 不熟悉手术时机。

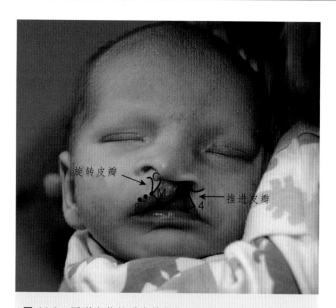

图 11.3 唇裂患儿的手术修复标记,这是标准的 Millard 旋转推进瓣术式。

- 没有将 Millard 旋转推进法和其他术式做比较,缺乏一定的知识面。
- 不恰当地倡导某些具有争议的术式,如牙龈骨膜成形术、早期鼻中隔成形术,或提倡其他一些非标准的术式,都可能带来负面的影响。
- 对治疗方法(即,Latham 托板)知识储备不足。

第 **12** 章
双侧唇裂

Farooq Shahzad, Albert S. Woo

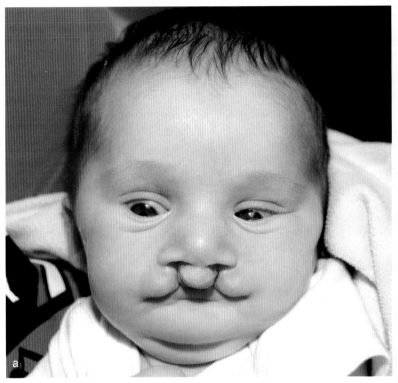

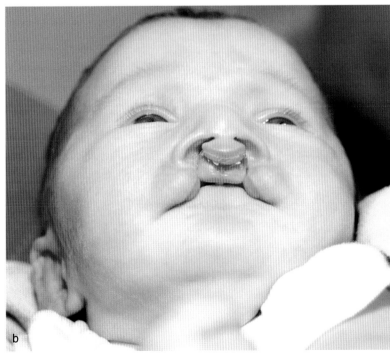

图 12.1 (a,b)出生后 7 天的双侧唇裂患儿。

12.1 症状描述

- 双侧完全性唇裂畸形。
  - 上颌骨正中前方上唇组织突出明显,双侧裂隙对称。
  - 唇裂鼻畸形:双侧鼻孔明显增宽,鼻小柱短缩。
- 双侧牙槽嵴裂,裂隙明显。
- 可能是双侧完全腭裂(照片未能充分显示)。

12.2 诊断检查

12.2.1 病史

- 有无口面裂家族史。
- 有无喂养困难,体重增加是否正常。
- 有无其他的疾病或相关的综合征。

12.2.2 体格检查

- 检查应集中于 4 个部位:鼻、唇、牙槽、腭。
  - 唇腭裂分类。
    - 单侧还是双侧。
    - 完全性(累及鼻基底)还是非完全性。
    - 单纯的唇裂(或原发腭裂)还是唇腭裂(原发或继发腭裂)结合。
- 其他的面部畸形。
- 尽可能观察有无存在其他的解剖异常。
  - 考虑可能的综合征表现。

12.2.3 影像学检查或诊断

- 根据相应的检查(如超声心动图、肾脏超声、骨骼 X 线)来判断。

12.2.4 会诊

- 应考虑多学科会诊,包括:整形外科、儿童耳鼻咽喉学、言语病理学、听力学、儿童心理学、护理学、儿童牙科、正畸、颌面外科等。

12.3 治疗

- 多学科联合进行治疗。

12.3.1 治疗计划(参见 ▶ 表 11.1)

- 喂养:治疗的重要内容。
  - 使用特殊的喂养奶瓶:Haberman 吮吸奶瓶(吸头尖端具有弹性)或 Pigeon 奶嘴(具有可增加流速的交错开孔)。
  - 体重监测:出生两周后,患儿体重每周应增加约 0.5 磅。
- 术前口矫治疗:缩小裂隙,改善对称性。
  - 唇牵引:出生后即可开始。
  - 鼻-牙槽骨塑形治疗(NAM):使裂隙两侧唇缘更靠近,并改善下外侧鼻翼软骨位置,有助于随后唇裂修复,同时可以改善牙槽骨排列。这已成为双侧唇裂手术前治疗的金标准。
  - Latham 腭板(活动成型装置):扩大骨腭,收缩过突的前颌骨。考虑到可能会影响上颌骨的发育,故应用较少。
  - 唇粘连术:对于裂隙较宽的双侧唇裂可以使用,将皮肤、黏膜甚至肌肉缝合在一起。通常于 6 周到 3 月龄进行。目的是为了在后期的正式手术中减小切口的张力。
- 手术。
  - 时间:唇裂修复时间一般选择在 3 月龄左右。
    - 若健康状况不佳或需要延长塑形治疗周期,可以适当推迟手术。

12.3.2 唇裂手术技巧

- 有多种手术方式:McComb、Trott、Cutting、Millard、Fisher 和 Mulliken 法(▶ 图 12.2)。因为这几种方法大同小异,因此只要遵循关键核心点,任意一种均可使用。
  - 口轮匝肌重建(▶ 图 12.3):将裂隙两侧的口轮匝肌向中间对合,形成口轮匝肌环。
  - 人中嵴重建:保留前唇皮肤,用于再造人中嵴。切除前唇唇红,将两侧的红唇组织向中部拉拢缝合。
- 标记(▶ 图 12.4)。
  - 人中嵴瓣:于人中嵴皮瓣下方间隔 2~2.5mm 标记点 1、点 2 和点 3。皮瓣自下向上至鼻小柱逐渐变窄,总长度为 6~8mm。

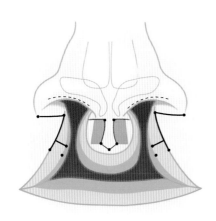

- 裂隙外侧上唇组织瓣：标记向内侧卷曲的白唇组织内侧边缘（点 4 和点 5），从点 4 或点 5 沿红白唇缘向外侧标记点 6 和点 7，距离等同于点 1 和点 2 的距离（2~2.5mm）。经点 4 和点 5 向红唇做垂线。经点 6 和点 7 向上沿卷曲的白唇组织外缘画线，达鼻槛，再沿鼻翼水平向外。
- 鼻再造术：可选，并非所有唇裂修复均实施鼻再造术。切口暴露的方法有：单独的鼻翼边缘切口（Mulliken 法）；延长人中嵴皮瓣切口至鼻翼缘（Trott 法）；延长人中嵴皮瓣切口至膜状鼻中隔（Cutting 法）。沿下外侧软骨膜表面剥离，并采用穹隆间缝合，适当拢高鼻尖。

图 12.2 双侧唇裂修复的标准手术标记。

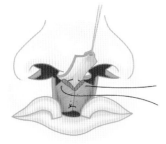

a

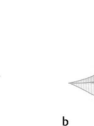

b

图 12.3 Mulliken 法修复双侧唇裂。(a) 两侧的口轮匝肌和红唇组织向中部拉拢缝合。前唇皮肤用来再造人中嵴。(b)唇裂修复后图示。注意 Mulliken 法提倡在初次唇裂鼻畸形修复时使用鼻翼外侧缘切口。

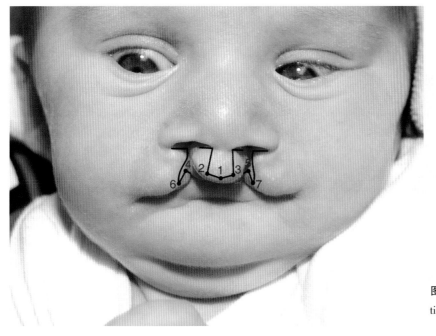

图 12.4 本文作者建议的术式标记(Cutting 法)。

12.4　并发症

- 出血。
- 感染。
- 伤口裂开。
- 前唇组织缺血:移除留置的鼻孔内支架或其他的压迫填塞材料。

12.5　易错点

- 不能清楚地了解喂养和体重增加状况。

- 无法描绘出唇裂修复示意图,不清楚各标记点在缝合之后所在的位置。
- 不熟悉修复时机。
- 不能正确识别出其他先天畸形。
- 不恰当地倡导某些有争议的术式,如牙龈骨膜成形术、早期鼻中隔成形术,或提倡其他一些非标准的术式,都可能带来负面的影响。
- 对谈到的治疗方法(即 Latham 托板)知识储备不足。

第 13 章
腭裂

Farooq Shahzad, Albert S. Woo

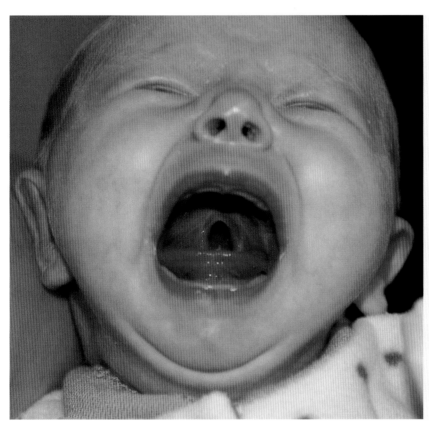

图 13.1 腭裂的新生女婴。

13.1　症状描述

- 由次生腭至软硬腭交界处的不完全裂开。
- 原发腭不受影响(切牙孔前方)。

13.2　诊断检查

13.2.1　病史

- 气道方面(尤其是同时伴有小颏畸形–Pierre Robin 综合征的患者)。
- 有无喂养困难,体重增加是否正常。
  - 腭裂患儿因为无法进行有效的吸吮而导致母乳喂养困难。
- 孕期的易感因素(乙醇、抗惊厥药、皮质类固醇)。
- 口面裂家族史或是否合并其他颅颌面综合征。
- 有无合并其他疾病。
  - 单纯腭裂患儿有 40% 的概率合并一定的综合征表现。

13.2.2　体格检查

- 评估面部畸形特点。
- 评估腭裂程度和受累结构。
  - 次生腭和(或)原发腭(以切牙孔为界)。
  - 完全腭裂还是非完全腭裂。
  - 单侧腭裂还是双侧腭裂(可观察到一侧或双侧梨骨):如果没有累及硬腭,可能难以辨别。
- 评估 Pierre Robin 综合征(小颌畸形或下颌后缩、舌后坠、气道困难)。
- 从头到脚进行异常情况的检查,排查可能的综合征。
  - Van der Woude 综合征(常染色体显性遗传):唇裂和(或)合并腭裂,同时伴有下唇瘘。
  - 与唇腭裂患者相比,单纯腭裂患者更易出现其他合并畸形。

13.2.3　影像学检查或诊断

- 如果怀疑有其他方面的先天畸形或综合征,则需进一步进行其他器官的影像学检查(如超声心动图、肾脏超声、脊柱 X 线片)。
- 如果怀疑某种综合征,可以进行基因检测。染色体微阵列分析是常用的方法。

13.2.4　会诊

- 多学科会诊:整形外科、儿童耳鼻咽喉学、言语病理学、儿童心理学、听力学、遗传学、儿童牙科、正畸、口腔颌面外科、社会服务、护理等。
- 如果是 Pierre Robin 综合征,那么需要小儿耳鼻咽喉科医生来协助进行气道管理。
  - 患儿在睡眠时发生呼吸暂停需要给予连续脉搏血氧饱和度监测,密切评估喂养期间血氧下降程度。若存在严重的气道梗阻并考虑需要手术干预时,应行喉镜及纤维支气管镜检查。
- 遗传学评价,尤其是合并其他畸形时。

13.3　治疗

- 多学科团队联合治疗。
- 喂养:腭裂患儿发生低体重概率较大。
  - 腭裂导致吸吮力量不足,故婴儿常在饱食前就力竭了。
  - 保持头高脚低呈 45° 角。
  - 使用特殊的喂养奶瓶:Haberman 吮吸奶瓶(吸头尖端具有弹性)、Pigeon 奶嘴(具有可增加流速的交错开孔)或 Dr.Brown 的 2 段奶嘴(具有 Pigeon 内阀)。
  - 密切观察体重。
- Pierre Robin 综合征:患儿需要接受密切的气道监测(新生儿 ICU、连续脉搏血氧饱和度监测)。侧位或俯卧位对绝大多数患儿气道状况有改善。其他改善气道的方法有鼻咽通气道、经鼻持续气道正压通气、舌唇粘连、下颌牵引和气管切开术。
- 外科手术修复:通常于 1 岁左右进行(参见 ▶ 表 11.1)。过早的手术修复容易造成上颌骨发育异常;过晚则容易延缓语言发育。
  - 硬腭修复。
    - 两瓣法腭成形术(Bardach 法):为最常用的方法。以腭大动脉为蒂,在两侧剥离黏骨膜瓣(▶ 图 13.2)。
    - Von Langenbeck 法腭成形术:两侧做减张切口。适用于原发腭未受累的腭裂患者。
    - V–Y 推进腭成形术(Veau–Wardill–Kilner 法)。
  - 软腭修复。

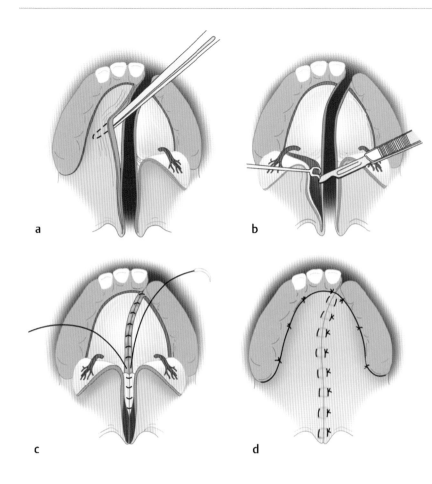

图 13.2 Bardach 两瓣法腭成形术。(a)以两侧腭大动脉为蒂,掀起两侧硬腭黏骨膜瓣。(b)软腭正中切开,将肌肉与鼻腔和口腔黏膜分离。(c)修复鼻衬里,解剖提肌并在中线处缝合以成形腭帆。(d)修复完成后腭部的形态。

- 软腭内切口腭帆成形术:最常用方法。松解腭帆提肌,重新于横向上固定缝合。
- 双侧反向 Z 字成形术(Furlow 法):于口鼻黏膜设计腭裂肌肉黏膜瓣,Z 字对位交叉后缝合(▶图 13.3)。
○ 所有患者术后均应通过持续血氧监测观察气道状况。
- 鼓膜切开置管:腭裂患儿在腭裂修复术中,耳部感染/积液的风险较高,经常需要放置耳部引流管。

止血。
● 腭瘘:通常发生于术后数周。非紧急并发症,可择期处理。
○ 如无症状可暂不处理,后期等再进行其他手术时一起修复。
○ 如有症状(鼻腔反流/鼻音改变),需要手术修复。再次修复时通常利用上腭局部组织±人造皮肤(LifeCell,Bridgewater,NJ)。其他的方法[如舌组织瓣、面动脉黏膜肌瓣(FAMM)、游离皮瓣]通常用来修复一些更为复杂和棘手的案例。

13.4 并发症

● 气道阻塞:出血、水肿或舌肿胀均可导致气道阻塞。吸引咽喉分泌物。可放置鼻咽通气管。可将缝线向外牵拉舌头,扩大后方气道。如果舌后坠,俯卧位有助于改善气道状况。如以上措施无效,需要进行气管内插管。
● 出血:通常比较轻微,可自行停止;需要密切观察气道状况。如果出血严重,需要返回手术室进行

13.5 易错点

● 无法有效地评估和监测气道状况。
● 无法解决喂养问题和(或)无法监测体重增长。
● 没有考虑到腭裂可能是某种综合征的一部分,或没有判断出其他合并的先天畸形。
● 无法绘制出腭裂修复方法;不熟悉修复具体时机。
● 术后没有有效地进行气道监测。
● 未以多学科团队对腭裂患儿进行联合治疗。

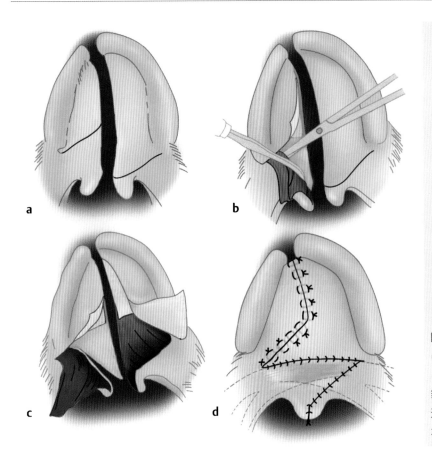

图 13.3　Furlow 双侧反向 Z 字成形术。(a) 于软腭口腔黏膜处设计 Z 字瓣改形。(b)游离左前方黏膜瓣并游离右后方肌肉黏膜瓣。(c)鼻腔黏膜设计反向 Z 字瓣改形。游离左后方鼻腔侧肌肉黏膜瓣,游离右前方黏膜瓣。(d)Z 字瓣分别交叉缝合。

第 14 章
小耳畸形

Farooq Shahzad, Albert S. Woo

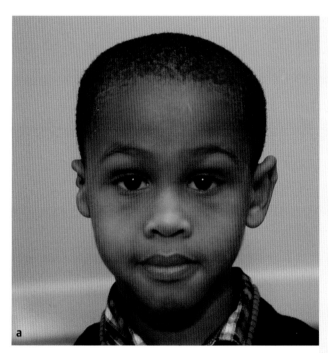

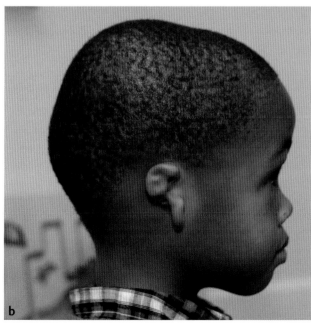

图 14.1 5 岁男童,先天性右侧小耳畸形,父母希望进行耳廓再造。

14.1 症状描述

- 右侧小耳畸形(耳垂型)。
  - 右侧外耳缺乏正常的解剖标志,尚可见异位发育的耳垂。
  - 残耳上方软骨发育不全,排列杂乱。
- 外耳道缺失。

14.2 诊断检查

14.2.1 病史

- 有无听力受损,有无助听器植入。
- 有无耳部异常、面裂或相应综合征家族史。
- 面部运动不对称。
- 视觉受损。
- 心脏或肾功能异常。

14.2.2 体格检查

- 畸形分类:单侧或双侧;耳廓发育不全的严重程度(耳垂型、耳甲腔型、无耳型);有无外耳道。
- 耳廓周围皮肤、发际线位置评估。
- 完整的体格检查:面部对称性(半面短小)、眼球表层皮样囊肿(Goldenhar 综合征)、咬合异常、下颌发育不良、面神经功能、口面裂、Treacher Collins 综合征(双侧小耳畸形;上颌骨、颧骨、下颌骨等发育不全;下睑斜裂;下睑缺损)。

14.2.3 影像学检查或诊断

- 详细的听力测试。
  - 评估传导性或神经性听力损失情况。
  - 内耳通常正常。患者可通过助听器或者进行外耳道/中耳重建来改善听力。
  - 评估患者是否能够接受骨锚式助听器(BAHA),并考虑手术的可行性。
- 颞部 CT 检查判断中耳和内耳的发育情况。

14.2.4 会诊

- 听力学家:进行听力的评估。大多数小耳畸形患者由于中耳闭锁而导致传导性听力障碍。不过,内耳

通常正常,有正常的感音功能。
- 耳鼻喉专家:评估骨锚式助听器(BAHA)。如果是双侧小耳畸形和听力明显障碍的患儿,应在出生后数周内佩戴助听器,以利于语言的发育。即便是单侧小耳畸形,传导助听器也有好处。
  - 如果只有一个耳朵有听力,健侧耳廓需要密切观察,防止出现任何影响听力的问题。

14.3 治疗

- 小耳畸形进行耳廓再造有几种方法。应慎重进行手术方法和决策的选择,因为一旦手术效果不好,修复或补救措施很有限。

14.3.1 自体材料

- 利用自体材料再造耳廓,需要获取自体肋软骨,用来制作支架。
- Brent 法耳廓再造(▶图 14.2):大致分 4 个步骤。
  - 可于 6 岁开始。
  - 步骤 1:软骨支架雕刻与埋置。
    - 获取健侧第 6~8 肋软骨。
    - 将软骨支架埋入残耳后方皮下。
  - 步骤 2:耳垂转位。
  - 步骤 3:立起耳廓支架,后部创面中厚植皮。
  - 步骤 4:耳屏重建,耳甲腔加深。
- 中耳道闭锁修复:风险高,如果助听器能够改善听力,则不需要手术。如果确实要做,耳道修复应该在外耳再造术后进行,以减少瘢痕对外耳再造的影响。
- Nagata 法(▶图 14.3):两个步骤。
  - 因为需要足够的软骨量,患者需要满 10 岁才能进行该手术。
  - 步骤 1:支架雕刻、耳垂转位。
    - 获取同侧的第 6~9 肋软骨。
    - 需要雕刻 2 层软骨支架,以提高耳轮、对耳轮的突出度;同时构建出耳屏。
  - 步骤 2:利用预先埋置的软骨立起耳廓支架,以颞顶筋膜瓣覆盖,表面再植中厚皮肤。

14.3.2 人工材料(▶图 14.4)

- 通常情况下,可以用多孔聚乙烯材料(Medpor;Stryk-

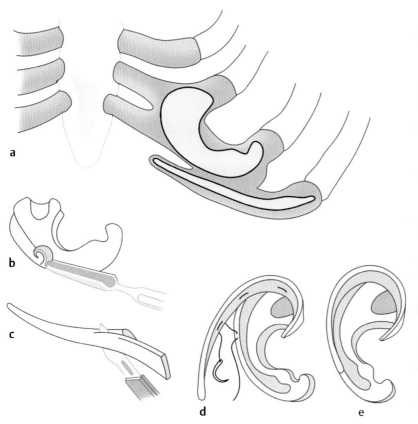

图 14.2 Brent 法肋软骨耳廓再造。Brent 法肋软骨支架包括两个组成部分。基底取自于两块肋软骨融合部,耳轮部取自于末端游离的肋软骨。再在基底软骨部分上雕刻出更多的细节。耳轮部修薄,用尼龙线缝合于基底部。

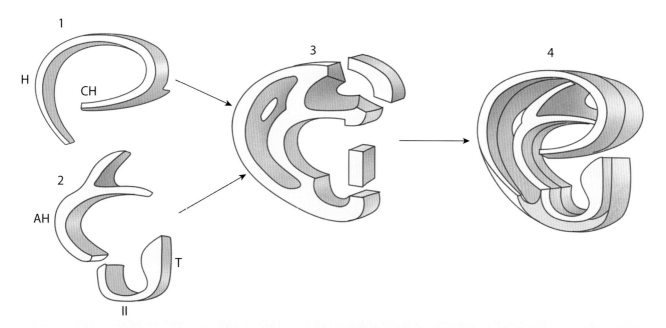

图 14.3 Nagata 法耳廓再造。步骤 1:制备肋软骨支架。(1)耳轮、耳轮脚软骨取自第 9 肋软骨。(2)对耳轮及对耳轮上下脚软骨取自第 7 和第 8 肋软骨剩余部分。耳屏和耳屏切迹取自第 7 和第 8 肋软骨剩余部分。(3)耳廓支架基底部取自第 7 和第 8 肋软骨主要部分。(4)制作软骨支架。AH,对耳轮;CH,耳轮脚;H,耳轮;Ⅱ,耳屏切迹;T,耳屏。

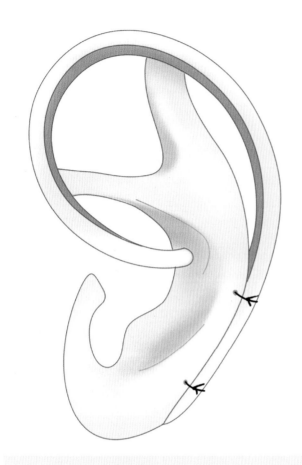

图 14.4　Medpor 高密度聚乙烯异体耳廓支架,由两个部分组成,分别是基底部和耳轮部。

er,Kalamazoo,MI)进行一期耳廓再造。

- 需要切取大面积的颞顶筋膜瓣(约 12cm)来将耳廓支架完全覆盖,以减低支架外露的概率。
- 避免了因获取肋软骨而出现的胸部并发症。存在植入物感染外露、断裂的风险。

14.3.3　义耳

- 可根据健侧耳廓制作出相应义耳。
- 义耳可以用黏合剂(费时,有时候不稳定)黏附于相应位置,也可以通过乳突部种植体附着于相应位置。乳突部骨骼种植体的植入破坏了局部位置的皮肤,妨碍了以后行自体软骨或异体材料进行耳廓

再造。

- 通常用于初次耳廓再造失败、局部组织条件差、不能耐受麻醉风险的患者。
- 需要仔细护理和终身的随访维护。
- 耳道闭锁修复:并发症发生率更高,如果助听器能够改善听力,则不需要手术。如果确实要做,耳道修复应该在外耳重建术后进行,以减少瘢痕对外耳再造的影响。

14.4　并发症

- 皮肤坏死并导致软骨支架外露:必须及早处理以避免取出软骨支架的风险。
  - <1cm:局部伤口涂抹抗生素软膏,预防软骨干燥脱水,有愈合的可能。
  - >1cm:需要用局部皮瓣或筋膜瓣来覆盖创面。
- 感染:切开引流,用抗生素溶液冲洗并清创,联合全身抗生素应用。如果支架选用的是 Medpor 材料,则需要将感染暴露部分清创后以皮瓣覆盖以防止细菌扩散种植。
- 血肿:需要立刻引流。
- 气胸:如果发生,在切取肋软骨时,将胸膜腔空气排空,修补破孔,基本不需要留置闭式胸腔引流管。
- 胸壁畸形:尽可能保留软骨膜,并将不用的软骨回植。
- 软骨吸收。

14.5　易错点

- 无法评估出半面短小的其他症状特征。
- 未请听力学专家对患者的听力进行评估,未确定患者是否需要助听器。
- 未对健侧耳廓听力进行监测并注意保护。
- 不能迅速且积极地处理出血、软骨外露或感染等并发症。
- 在外耳再造之前进行了中耳再造。

第 4 部分

面部美容

▶ 加入医疗整形学习群
入群指南见本书插页

听音频
了解医疗整形那些事儿

第 **15** 章
面部及颈部衰老化

Tracy S. Kadkhodayan, Marissa Tenenbaum

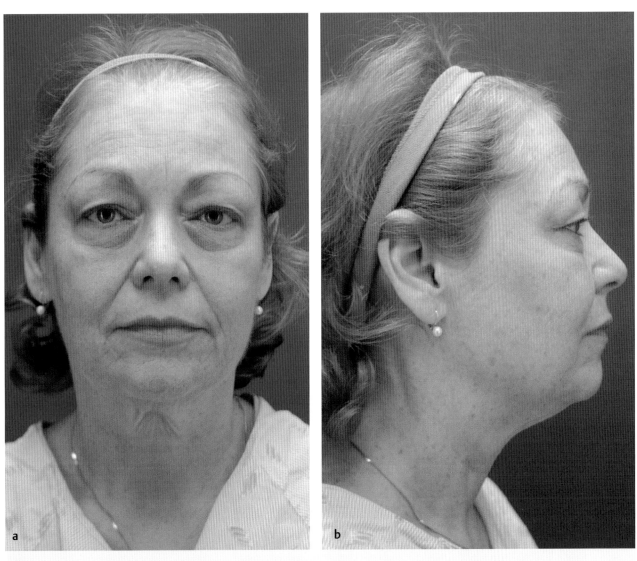

图 15.1 女性患者,60 岁,因为看起来"衰老及疲惫"而要求进行面部年轻化治疗。

15.1 症状描述

- 中年女性。
- 皮肤:轻微光老化损伤、眉间纹、鱼尾纹及口周皱纹。
- 眼睑:上眼睑皮肤松垂及下眼睑眼袋。
- 中面部:明显的泪沟、鼻唇沟及唇颏沟;中面部下垂及下颌轮廓淡化。
- 颈部:中度皮肤松弛及颈部条带。

15.2 诊断检查

15.2.1 病史

- 患者最希望改善的问题是什么?什么是患者最关心的问题?
- 既往的面部治疗史及手术史。
- 高血压病史、血液稀释剂及血小板抑制剂使用史、吸烟史(术前至少停止吸烟 4 周)。

15.2.2 体格检查

- 面部分析。
  - 上面部:评估眉毛的位置、上眼睑及下眼睑皮肤松弛程度、外眦的位置、泪沟、额部及眶周皱纹程度(平静状态下及表情动作时)。
  - 中面部:评估颧下垂程度;是否存在鼻唇沟、下颌赘肉及木偶纹;上下唇的丰满度及唇纹深浅度;口部角度(例如口角下垂);下颏是否突出;鼻部分

析(参见第 19 章)。
  - 下面部(颈部):评估皮肤松弛程度、皮下及颈阔肌下脂肪的流失程度、颈纹及测量颈颏角。
- Fitzpatrick 皮肤评分量表(▶表 15.1)。
  - 可将皮肤对紫外线的反应进行分类。
  - 可用于测定皮肤对衰老及外科干预治疗的反应。

15.3 治疗

15.3.1 面部除皱术

- 标准切口(▶图 15.2):颞部(发际线内或者发际线外);耳前(耳轮边界前、耳屏前、耳屏后、耳垂下及耳垂周围切口);耳后(耳后皱襞,水平延伸至发际线)。
  - 小切口技术:耳前切口联合耳垂周围的切口,但不延伸至发际线。此切口适用于仅需切除少量皮肤的年轻患者。
- 外科技术:多种术式都是合理的,但对于 SMAS 的

表 15.1 Fitzpatrick 皮肤评分量表

类型	肤色	日晒黑化
I	白皙肤色,常伴雀斑	总是灼伤,从不黑化
II	白皙肤色	总是灼伤,有时黑化
III	米色,最常见	有时灼伤,有时黑化
IV	米色,地中海肤色	很少灼伤,经常黑化
V	深棕色	很少灼伤
VI	黑色	从不灼伤,总是黑化

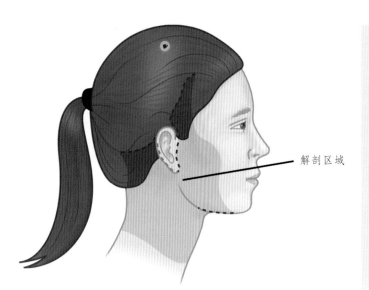

解剖区域

图 15.2　标准的面部除皱手术切口。从颞部的发际线向下延伸至耳前、环耳垂、耳后及耳后的发际线内。

处理和部分切除 SMAS 筋膜是最常见的。

○ 在皮下层面进行面部提拉。

– 只在皮下层面进行游离并将皮瓣向后上方进行悬挂缝合。

– 由于没有进行深层组织的悬吊,因此面部下垂的复发率较高。

○ SMAS 除皱术(▶ 图 15.3)。

– 在颧弓之上(扩大的 SMAS 剥离)或者颧弓之下(传统的 SMAS 剥离)切除 SMAS 筋膜,然后在耳前向下切断至胸锁乳突肌平面。

– 游离、修整 SMAS 筋膜,并向后上方折叠、悬吊。

– 面神经的分支走行于 SMAS 筋膜的深面,因此过度的 SMAS 筋膜游离有可能损伤面神经的分支。

○ SMAS 筋膜切除除皱术(▶ 图 15.4)。

– 与 SMAS 除皱术相似,但不在 SMAS 筋膜深面进行大范围剥离,而在颧骨隆突至颈后范围内切除一椭圆形的 SMAS 筋膜。重新缝合 SMAS 缺损部分两侧将其收紧。

– 因为分离范围的减少,因此面神经损伤的风险也随之降低。

○ 复合除皱术:皮肤和 SMAS 筋膜合并掀起作为一个皮瓣。

○ 小切口面部微创除皱术(MACS):对 SMAS 筋膜进行荷包缝合并悬挂于颞深筋膜上。

○ 骨膜下除皱术:在骨膜下层对中面部进行提拉和悬吊。

15.3.2 颈部年轻化(▶ 图 15.5)

● 颈阔肌成形术±颈阔肌切开术。

○ 颏下切口。

○ 颈阔肌剥离、拉紧并在中线拉拢缝合。

○ 可从下颌缘前方或后方 6cm 处分离颈阔肌来进行颈部的塑形。

● 颏下脂肪抽吸。

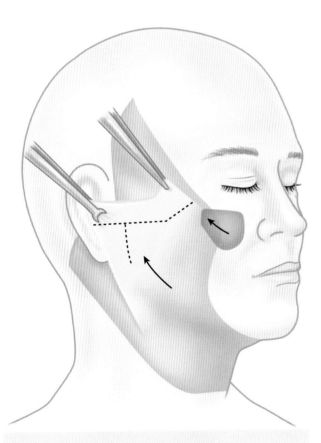

图 15.3 标准的 SMAS 筋膜剥离及折叠。

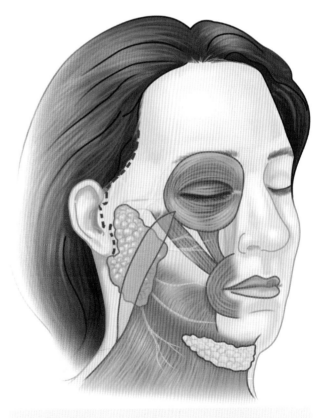

图 15.4 SMAS 筋膜切除除皱术。沿着颧骨隆突、眼轮匝肌外侧,跨过腮腺并延伸至颈阔肌后部切除 SMAS 筋膜。

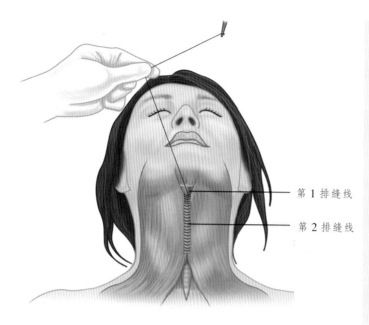

第1排缝线

第2排缝线

图15.5　颈阔肌整形术。颏下切口及在中线进行颈阔肌折叠。必要时可在后方切开以进行颈部塑形。

15.3.3 辅助治疗

- 脂肪移植。
- 填充剂。
  - 透明质酸、钙羟磷灰石(微晶瓷)、聚乳酸。
- 皮肤的处理。
  - 皮肤磨削术。
  - 激光皮肤磨削术:二氧化碳激光、铒:YAG(钇铝石榴石)激光。
  - 化学皮肤剥脱。
    - 浅表化学剥脱:Jessner 溶液、水杨酸、α-羟酸(果酸)。
    - 深层化学剥脱:三氯醋酸、苯酚(需要心电监护)。
- 肉毒素。
  - 眉间区、额部横向及纵向的皱纹、鱼尾纹及口周皱纹。

15.4 并发症

- 血肿:与高血压关系密切。发现后立即返回手术室行血肿清除术。
- 皮肤坏死:局部换药处理,愈合后行瘢痕修复治疗。避免早期的强制拉拢缝合,因为局部组织张力大,如果再增加局部张力,伤口不易愈合。

- 神经损伤:SMAS 筋膜下广泛剥离时多见。多数为因牵拉或灼烧引起的暂时性功能性神经麻痹。
  - 耳大神经损伤:最常引起关注的神经损伤。
  - 面神经颊支损伤:最常被损伤的神经。但由于其与面神经其他分支之间的交通分支联系而不易引起注意。
- 患者对治疗效果不满意。
  - 出现对效果不满意的患者并不一定意味着手术医生在术中犯了错误。
  - 关于如何安慰对治疗效果不满意的患者(如:"我希望退款!"或者"你并没有解决我脖子上皮肤松弛的问题。"),应制订详细计划。

15.5 易错点

- 在术前并未意识到相关的危险因素或者并未良好地控制术后的高血压。
- 未在发现血肿时及时行手术清除,小血肿也可能导致皮瓣坏死。
- 皮肤坏死的处理:出现皮肤坏死时应避免再次进行手术处理,因为手术可能使皮肤坏死更加恶化或者带来更多的其他问题。
- 未建立对接受换肤术的患者罹患疱疹的预防方法。
- 在对眶周进行注射时,未能关注栓塞并发症发生的可能。

第16章
衰老的上面部(眉及眼睑)

Neil S. Sachanandani, Marissa Tenenbaum

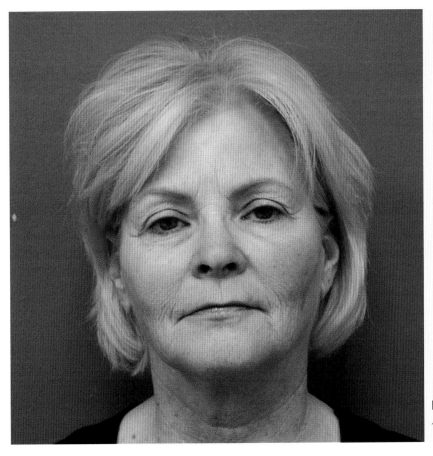

图 16.1 女性患者,56岁,为求面部年轻化治疗而就诊。

16.1 症状描述

- 皱眉纹及眶周皱纹。
- 双侧眉毛位置不对称。
- 上睑皮肤松垂。
- 泪沟形成。
- 面中部有明显的鼻唇沟。

16.2 诊断检查

16.2.1 病史

- 确定患者是否存在可能提高并发症发生风险的一些基础情况。
  - 眼睑皮肤松垂症、Grave 病、良性特发性眼睑痉挛症。
  - 酒渣鼻、天疱疮、肉状瘤病。
  - 既往的面部及眶周治疗史。
- 评估干眼症病史。
  - 眼睑手术可能使患有干眼症患者的情况加重。
  - 角膜接触镜：如果患者在日常生活中可以正常使用角膜接触镜，那么意味着患者没有干眼症病史，泪液分泌正常。
  - 6 个月内接受过激光视力矫正术(LASIK)的患者不适合接受眼睑手术。
  - 绝经后激素替代疗法(HRT)的患者。
    - 发生干眼症的风险增加 70%。
    - 在接受 HRT 时，干眼症的发生风险每 3 年增加 15%。

16.2.2 体格检查

前额分析

- 发际线位置。
- 前额形态及饱满度。
- 额部横纹及眉间纹。

眉毛分析

- 眉毛的形状：眉毛的形状应为缓和曲线，中央部较尾部宽大。

- 眉峰：眉峰应处于角膜外侧缘或稍外侧垂线上。
- 眉毛位置：在女性中，眉毛位置应处于眶上缘以上 1cm；在男性中，眉毛位置应处于眶上缘位置。
- 眉毛下垂。
  - 可能因为额肌的代偿作用而不出现下垂形态。因此，在评估眉毛位置的时候应抵抗额肌对眉毛的上抬作用。
  - 外侧上睑皮肤松垂至眶周是额下垂的标志(Connell 征)。

眼睑分析

- 上睑。
  - 多余的皮肤、脂肪疝出、泪腺脱垂。
  - 眼睑位置：不应低于角膜上缘以下 2mm。
  - 睑板上皱襞位置：测量睑缘皱纹距离，正常值为 7~11mm。高位睑板上皱襞提示上睑提肌裂开。
  - 提肌功能：固定眉毛后测量患者向下注视及向上注视时上睑缘的移动范围。
  - 遮盖试验：如果存在双侧上睑位置不对称，可通过此试验发现处于亚临床表现的上睑下垂。
- 下睑。
  - 多余的皮肤、脂肪疝出、泪沟。
  - 眼睑位置：下睑不应低于角膜下缘。
  - 眼睑松弛度：如果眼睑可以牵拉大于 6mm，则需要对眼角进行处理。
  - 回弹试验：放开牵拉后的下睑皮肤应立即恢复到原来的位置。
  - 眼球对应眶缘的位置：正性或负性。
- 外眦的位置。
  - 外眦的水平位置稍高于内眦(正性内外眦倾斜角度)，平均高出角度约为 4°。
  - 负性内外眦倾斜角度需要通过眦固定术来矫正。

评估干眼症

- 希尔默试验(参见第 18 章)。
- Bell 现象(参见第 18 章)。

视力检查

- 视力检查。
- 视野检查。

16.3　治疗

16.3.1　提眉术

- 有多种可行的治疗方案。
  - 冠状切口。
    - 在发际线以内做切口(通常为连串小锯齿形切口)。
    - 提眉作用明显。
    - 瘢痕明显。
  - 内镜技术。
    - 提眉术中经常使用的技术。
    - 在头皮做切口,松解眉的固定结构后对眉进行悬吊(具体悬吊方法见下文)。
  - 直接切开。
    - 在眉上方切开并切除多余的组织。
    - 额部可见明显的瘢痕。
  - 经眼睑入路:以眼睑成形术切口作为入路。
  - 颞部切口提眉术:在颞部头皮做切口经侧面对眉进行提拉。
- 内镜提眉术的切口。
  - 标记正中线。
  - 定位哨兵静脉(额颞静脉)。
    - 哨兵静脉通常在外眦以上 1.5cm 的外侧走行。在特定体位时血管更加明显。
  - 面神经额支。
    - 最下方的分支,通常走行于哨兵静脉上方 1cm 处。
  - 颞肌嵴:颞肌收缩以后在前方形成一条曲线。
  - 矢量:提拉和悬吊的矢量有多重选择。这些矢量是之前额部各个标记中的一部分并决定眉提拉的方向。
    - 鼻翼基底部与外眦连线在额部的延长线。
    - 口角与外眦连线的方向。
    - 从眉顶点开始沿着头皮走行的一条斜线。
  - 切口:一共有 5 种切口,所有切口的长度通常为 1~2cm。
    - 一条位于正中线的切口:位于发际线以内 0.5~1cm 的纵向切口。
    - 两条矢量切口:位于发际线以内 1.5~2cm 处,连接额部的矢量标记线,同时也是提拉的固定

位点的标志。通常位于正中线标记以外的 6.5~7cm 处。
    - 两条外侧切口:位于发际线以内 1.5~2cm 及颞部矢量标记的外侧 3cm 处。

16.3.2　上睑整形术

- 多种可行的治疗方案。
  - 经结膜切口切除上睑中部脂肪团。
  - 单纯切除皮肤。
    - ±去除脂肪。
  - 切除皮肤及肌肉。
    - ±去除脂肪。
    - 可同时矫正上睑下垂。
- 上睑整形术的标记线。
  - 下方切口设计在原重睑线处。
    - 女性大致位于睫毛缘上 10mm,男性位于睫毛缘上 7mm。
  - 应在向内眦和外眦的方向设计一条向下的曲线。
    - 切口线应距离内眦和外眦 6mm。
    - 切口线的内侧终点不超过泪阜的位置。
    - 外侧终点不超过外侧眶缘。
  - 高点应处于角膜外侧缘水平。
    - 此标记与眉部较厚的皮肤之间的距离不少于 1cm。
  - 上切口线应与下切口线平行,并在内、外两端逐渐交汇,同时保证内侧的皮肤切除宽度不超过 5mm。

16.3.3　下睑的处理

- 多种可行的治疗方案。
  - 填充剂。
  - 夹捏法下睑成形术:切除下眼睑可以用镊子夹起的多余皮肤。
  - 经结膜切口行脂肪切除或脂肪重置。
    - 额外可进行单纯下睑缘切口以切除部分多余皮肤。
  - 经皮入路。
    - 只切除皮肤。
    - 切除皮肤及肌肉。
- 下眼睑整形术的标记线。
  - 在下眼睑的外眦水平上取一点,并从此点沿着其

中一条鱼尾纹方向延伸 6~10mm。确保与上睑切口之间的距离不少于 1cm。

○ 再从此点向内,与下睑缘平行延伸至泪点下 4mm 处。切口线与下睑缘的距离约为 1~2mm。

○ 当形成肌皮瓣时,需保留 4~5mm 宽的睑板前眼轮匝肌,以确保患者可以完成自发性眨眼动作。

16.4 并发症

- 失明。
  - 通常由眼球后出血引起。
  - 应立即在手术室内进行手术清除血肿,或者在床边行外眦切开术以避免永久性失明。
- 血肿。
- 干眼症:患者术前应充分完善干眼症方面的相关检查。
- A 形畸形。
  - 因为过多去除上睑内侧脂肪而导致上睑凹陷(上睑重睑皱襞最高处弧度的畸形)。
- 由于上睑提肌固定点松脱而导致的上睑再度下垂。

○ 需要再次行手术矫正。

- 兔眼(睑裂闭合不全)和角膜暴露。
  - 因眼睑前层不足或过多地去除眼轮匝肌而引起。
  - 在夜晚睡眠闭眼时局部涂抹眼膏。
- 感染。
- 睑外翻。
  - 通常由下睑松弛合并睑囊筋膜和眶隔之间形成瘢痕粘连而引起。

16.5 易错点

- 发现明显的球后出血征象,但未及时重返手术室进行处理。
  - 如果无法及时返回手术室进行处理,应在床边行外眦切开术。
- 在行上睑下垂矫正术时未同时发现并处理眉下垂。
- 过多地去除脂肪。
- 上眼睑整形术时过多地去除上睑皮肤和(或)肌肉。
- 经结膜入路时切断下斜肌。

第17章
下睑外翻(瘢痕性)

Michael C. Nicoson, Terence M. Myckatyn

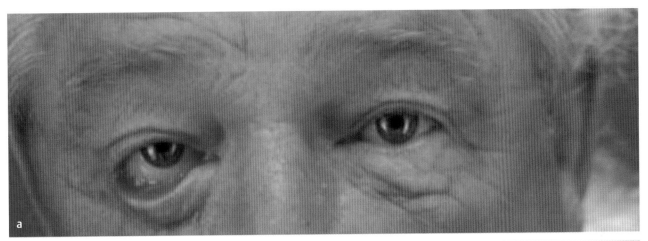

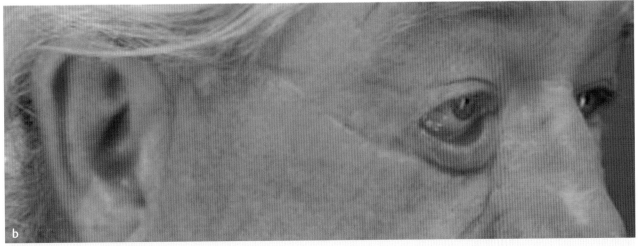

图 17.1 (a,b)男性患者,50岁,因下睑整形术后并发眼睑外翻和流泪不止而就诊。

17.1 症状描述

- 下睑外翻:指下睑缘向外翻出,巩膜显露及结膜外露。
- 下睑缘切口入路的下睑手术导致瘢痕性睑外翻。

17.2 背景

- 下睑外翻是临床上最常见的眼睑异位畸形。
  - 特点为睑缘外翻(外转)合并结膜暴露。
  - 根据发病时间、病理生理学特点(瘢痕性、老年性、麻痹性、先天性)进行分类。
- 瘢痕性眼睑外翻是由眼睑前层组织短缩所致。
  - 可继发于外伤、烧伤、眼睑手术后的并发症、退行性变,或由药物引起。

17.3 诊断检查

17.3.1 病史

- 症状:溢泪(过度流泪)、眼部刺激、干眼症(眼睛干涩),影响美观。
- 既往眼睑手术或外伤病史。眼部症状的持续时间及症状进展情况。
- 询问患者药物使用史及是否有新的药物使用史。

17.3.2 体格检查

- 进行眼部检查,查看睑缘,评估泪点的位置。
  - 正常情况下,泪点向内朝向泪湖。
- 评估巩膜显露的程度及外眦周围。
- 溢泪:因为泪点外翻而导致过度溢泪。
- 评估下睑皮肤情况及下睑支撑情况。
- 评估眼睑闭合不全程度及是否存在角膜擦伤。
- 回弹试验:检查者向下牵拉下眼睑以使眼睑和眼球分离,保持数秒后松开。正常情况下,眼睑会立即回弹至原来的位置。如果复位延迟或无法复位(不眨眼的情况下),那么即提示有明显的眼睑外翻。
- 捏夹试验:如果下睑皮肤可以捏夹到离开眼球平面超过 6mm,那么提示眼睑皮肤松弛。
- 面神经:通过闭眼动作来检查眼轮匝肌的功能。

- Bell 现象。

17.3.3 诊断

- 无须行影像检查。但是,如果患者有外伤,那么颌面部 CT 可以提示可能发生的骨折情况。
- 希尔默试验:可以客观地评估泪液分泌情况。
  - 术前常规评估患者是否有干眼症,因为手术后干眼症可能加重(如眦固定术/眦成形术)。
  - 在下睑侧巩膜处放置条形滤纸 5 分钟。
  - 测量滤纸湿润宽度:小于 10mm 为不正常。

17.4 治疗

17.4.1 一般原则

- 松解瘢痕或任何粘连组织。
- 重建受影响的解剖层次。
  - 前层:皮肤及眼轮匝肌。
  - 中层:眶隔。
  - 深层:结膜。

17.4.2 外科治疗

- 前层:眼睑皮肤及眼轮匝肌层面。
  - 全厚皮片移植(FTSG)。
    - 常用的皮瓣供区:上眼睑、耳前、耳后及锁骨上区域。
    - 对侧上睑皮肤是最佳的皮片供区。因为皮片的颜色和厚度与受区最接近,所以术后外形效果最佳。
    - 敷料打包预防血清肿的形成。
  - Tripier 皮瓣(▶图 17.2)。
    - 其为一种取自上眼睑的双蒂肌皮瓣。单蒂的此种肌皮瓣也常使用,蒂常设计在眼外侧。
    - 常用于覆盖下睑部分缺损。与 FTSG 相比,此皮瓣包含了肌肉。
- 中层:眶隔参与构成下眼睑的支撑结构。
  - 尽可能进行 I 期修复,移植物应具有良好的硬度以提供支撑。
  - 腭黏膜瓣:可作为中层和深层的替代物。
  - 软骨移植:可自鼻中隔或者耳廓切取。
  - 异体移植(如脱细胞真皮基质)。

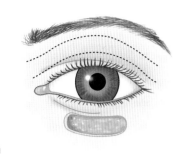
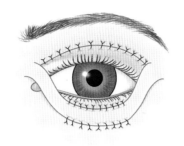
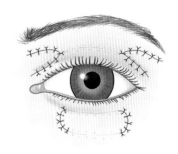

a　　　　　　　　　　b　　　　　　　　　　c

图 17.2　(a~c)Tripier 皮瓣（双蒂）。

– 没有供区的损伤，无须定制。但是这项技术应用于中层缺损的修复并未被完全认可。

- 深层。
  - Hughes 睑板结膜瓣：手术分两期进行（▶图 17.3）。
    - 转移结膜及一小部分上睑板来进行部分或完全的下眼睑重建。
    - 中层和深层可以通过这种术式进行重建。
    - 皮肤的覆盖可以运用 FTSG 或者皮瓣。

- 下睑支撑的辅助方法。
  - 眦固定术。
    - 将外眦固定在骨膜上。
    - 不切断外眦。
    - 可恢复下睑的张力位置及倾斜度。
  - 眦成形术。
    - 在眦成形术中，外眦韧带被切断并重新固定，从而矫正下眼睑皮肤水平方向松弛的问题。

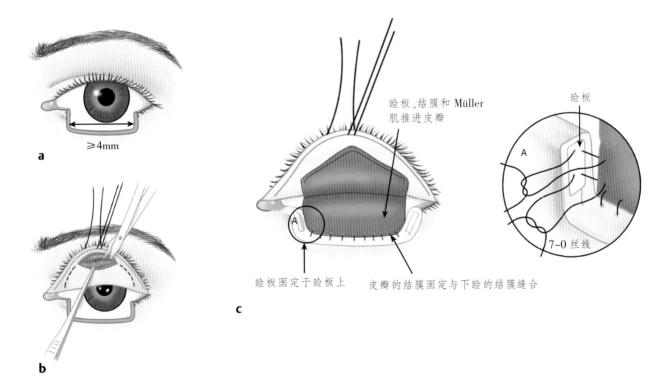

图 17.3　(a~c)Hughes 睑板结膜瓣。

17.5 并发症

- 皮片缺损。
- 局部感染。
- 眼球损伤/角膜擦伤：在术中润滑角膜及使用角膜保护器可以降低此类并发症的发生风险。
- 出血和球后血肿。
  ○ 术中仔细进行止血并良好地控制血压。
  ○ 如果术后出现突眼等球后血肿的征象,立即返回手术室,或者在床边进行切开引流。

17.6 易错点

- 未对眼睑各层次进行良好的重建。
- 未对过度的皮肤松弛进行水平方向的眼睑收紧。
- 使用中厚皮片而未使用全厚皮片(防止收缩)。
- 在不能存活的创面或非血管化的创面进行植皮,如植入物表面。
- 切取皮片过小,或皮片固定不可靠。
- 瘢痕松解后无法填充软组织的缺失,这将导致Ⅱ期愈合及术后严重的瘢痕挛缩。
- 未能及时发现及处理球后血肿。
- 损伤眼外肌,特别是在眶底解剖分离时损伤下斜肌。

第 18 章

下睑外翻(老年性或麻痹性)

Noopur Gangopadhyay, Albert S. Woo

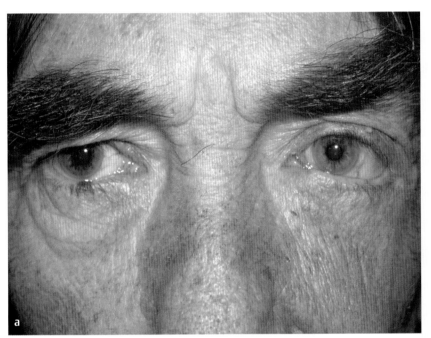

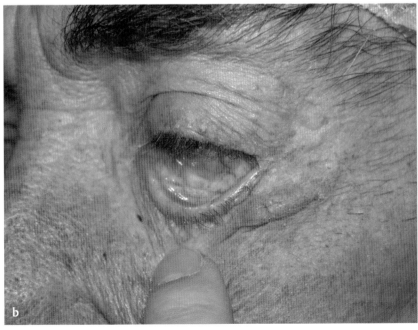

图 18.1 男性患者,65 岁,因左眼过度溢泪及受到持续刺激而就诊。

18.1 症状描述

- 下睑外翻:睑缘外翻;退行性或老年性眼睑皮肤松弛或睑缘韧带和睑板前眼轮匝肌无力所致。
- 其他表现包括上眼睑松弛、眉下垂(右侧多于左侧)、右下眼睑轻度畸形致轻度溢泪。

18.2 诊断检查

18.2.1 病史

- 症状:溢泪(过度流泪)、眼部刺激、干眼症(眼睛干涩),影响美观。
- 分类:泪点外翻(仅泪点外翻)、内侧睑外翻、全睑外翻、兔眼症(无法完全闭合眼睛)、继发性角膜病、老年性睑外翻、麻痹性睑外翻或瘢痕性睑外翻。

18.2.2 体格检查

- 回弹试验:检查者向下牵拉下眼睑使眼睑和眼球分离,保持数秒后松开,正常情况下,眼睑会立即回弹至原来的位置。如果复位延迟或无法复位(不眨眼的情况下),那么即提示有明显的眼睑外翻。
- 镊夹测试:如果下眼睑可以镊夹到眼球平面以上6mm,那么提示眼睑皮肤松弛。
- 内眦松弛试验:将下眼睑从内眦处向外牵拉,测量泪点移位距离。距离越远,越松弛。正常移位距离为0~1mm。
- 外眦松弛试验:将下眼睑从外眦内侧拉出,测量外眦角移位距离,距离越远,越松弛。正常移位距离为0~2mm。
- Bell 现象:患者闭目时,检查者打开其眼睑,观察到眼球转向上方且露出巩膜则称为 Bell 现象。

18.2.3 诊断

- 希尔默试验:将滤纸置于下眼睑穹隆部,5分钟后检查滤纸湿润长度。正常值:> 10mm。
- 用荧光素法检查角膜情况,进一步分析角膜变化及损伤情况。

- 裂隙灯检查:评估角膜损伤及干燥程度。

18.3 治疗

18.3.1 水平眼睑松弛矫正术

- 缩短睑板:五边形楔形切除外侧缘(应用较少)。
- 外眦成形术(▶图 18.3):将下眦肌腱重新定位/收紧至眶外侧结节(Whitnall 结节)处。
  - 外眦韧带离断复位术(▶图 18.2):剪除外眦肌腱表面需要切除的皮肤(在更严重的情况下),以便其在缝合至外侧眼眶之前进一步收紧。
- 外眦固定术/韧带悬吊(▶图 18.4):用缝合线将外眦或侧向的韧带缝合至眶内。在不太严重的情况下,可以不必切断外眦韧带。通过下眼睑成形术实现固定。

18.4 并发症

- 角膜和结膜暴露:结膜角化、角膜损坏、溢泪和疼

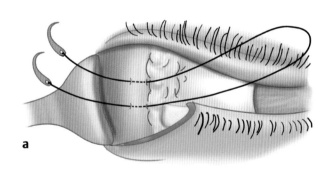

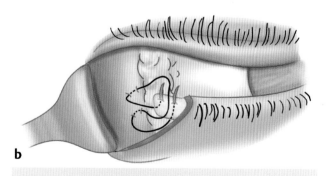

图 18.2　外眦韧带离断复位过程。在外眦成形术中切断外眦韧带下支。(a)在将外侧眼睑悬吊至眶缘之前,额外去除睑板上皮。(b)缝合线将外眦韧带残端固定于外侧眶缘。

外眦成形术　　　　　　　　　　　　　　　　　　外眦固定术

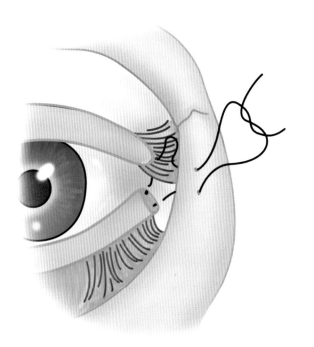　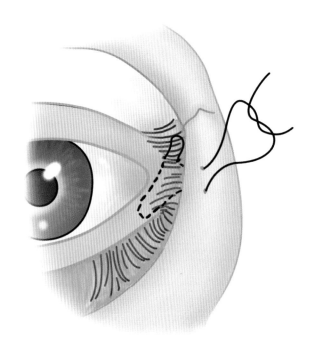

图 18.3　外眦成形术。在实现下眼睑紧缩之后，将外眦韧带下部离断并重置于外侧眶缘内侧。

图 18.4　外眦固定术。在不缩短眼睑的情况下固定下眼睑。

痛。保持角膜和结膜润滑良好，防止暴露和干燥。
- 手术并发症：出血、血肿、感染、伤口裂开、疼痛、睑板条位置不佳。
  - 球后血肿：这是外科急症。虽然可以使用辅助方法（如，使用碳酸酐酶抑制剂或渗透制剂）进行治疗，但关键的治疗方法仍是外科干预。最好立即返回手术室进行处理，清除并抽出血肿，或于床旁紧急行外眦切开术。

18.5　易错点

- 当出现球后血肿表现时，未能立即返回手术室。如不能返回手术室，可于床旁行外眦切开术。
- 未能合理诊断睑外翻的病因（老年性、麻痹性、瘢痕性、先天性），以及未能采取合理治疗方案。
- 未能适当使用永久性缝合线固定外眦。

第 19 章
鼻整形术

Amy M. Moore, Albert S. Woo

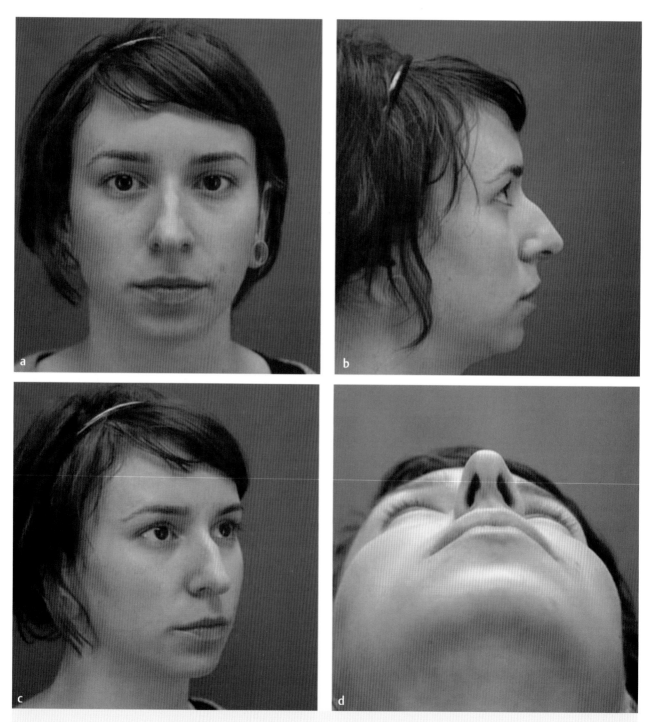

图 19.1 (a~c)女性患者,23 岁,因对其鼻部外形不满意而就诊。

19.1 症状描述

- 青年女性,鼻背有明显驼峰。
- 鼻子长而窄,无明显歪斜。
- 鼻尖轮廓分明,下外侧软骨头侧缘突出。
- 鼻唇角(鼻小柱至上唇)呈锐角(小于90°)。

19.2 诊断检查

19.2.1 病史

- 确定与鼻部外形有关的具体问题。
- 是否有呼吸困难或打鼾史。
- 既往鼻部手术史或吸烟史。
- 就医因素:个人(内部)期望或外部压力。

19.2.2 体格检查

- 在镜子前对患者进行评估。
- 鉴别皮肤类型、皮肤厚度、面部美学单位的平衡性与对称性。
- 通过评估正位、侧位和抬头位来描述鼻部外形。
- 正位:平衡性、对称性、形状和鼻尖轮廓的评估,包括:鼻骨和宽度、鼻背美学线条、鼻部畸形、不规则轮廓、上部或下部外侧不规则软骨、鼻翼宽度。
  - 鼻尖评估:评估球度、鼻尖表现、鼻翼形状、鼻孔大小和形状。
- 侧位:评估鼻长、鼻背、鼻尖、高度、旋转度、鼻翼–鼻小柱关系、鼻根高、额鼻角、颏突及模拟标记。
  - 重要角度有鼻唇角(女性90°~100°,男性90°)和额鼻角(115°~130°)。
  - 颏发育不良/后移:可能影响脸的整体平衡性,可以考虑同时行颏成形术。
- 抬头位:可评估鼻孔的形状和大小、鼻柱宽度、鼻翼基底宽度、内侧脚的长度、外侧脚的弧度、鼻翼小叶厚度、鼻中隔位置。
  - 理想的鼻底是一个等腰三角形,上 1/3 是鼻尖小叶,下 2/3 是鼻小柱/鼻孔。
- 鼻内检查:包括鼻中隔、内鼻阀和外鼻阀、鼻甲和鼻腔衬里。
  - 应该用 Cottle 检查法对血管收缩程度进行检查,以评估气流情况。

19.2.3 影像学检查或诊断

- 在术前咨询期间拍照记录。
- 拍摄脸部和鼻子的正面、侧面、仰视图及俯视图。

19.3 治疗

- 开放性手术入路:最常用的技术。
  - 经鼻小柱(阶梯或倒 V 形切口延伸到下侧鼻软骨下缘)的方法。
  - 通过分离下外侧软骨和通过前鼻中隔角进入鼻中隔(用于软骨取出术/鼻中隔手术)。
- 闭合式方法:在手术过程中会影响视野,且操作不便,因此不常用。
  - 软骨的获取可以通过软骨间、经软骨或边缘切口入路,而不需要经鼻小柱。
  - 可以通过穿刺、半穿刺或 Killian 切口接近鼻中隔。
- 可供参考的技术。
  - 鼻背/鼻根。
    - 缩小:鼻背部锉平驼峰,切除多余的软骨。
    - 填充:软骨移植物[粉碎的或切块的软骨,其可包裹在颞顶筋膜或止血纱中(Ethicon 360,Somerville,NJ)]、脱细胞真皮(LifeCell,Bridgewater,NJ)和骨移植。
  - 扩展移植物:有利于打开内部瓣膜,封闭顶部开放畸形,并增加对鼻背的支撑。
  - 鼻中隔切除术:必须保留至少 1cm 的 L 形支架以保持足够的鼻中隔支撑。仅在驼峰矫正手术后进行,以防止软骨过度切除。
  - 下外侧软骨:进行鼻头修整,需保留至少 8mm 的软骨。
  - 鼻尖成形:鼻小柱支架植入(减少鼻尖高度的丢失)、经穹隆和鼻尖穹隆部缝合(缩小鼻尖)、鼻尖移植(额外增加鼻尖高度)。
  - 截骨术:外侧"从低到高"截骨术通常用于缩小宽广的鼻基底(伴有骨折)。根据需要进行内侧截骨术。可通过鼻黏膜使用具有保护头的骨凿,或者经由皮肤使用 2mm 宽的骨凿。
  - 下鼻甲:为改善鼻腔呼吸道,可以折断、粉碎或切除下鼻甲。

- 软骨移植:供区包括鼻中隔、耳朵和肋骨。
- 术后夹板固定。
  - 内部:油性纱布鼻腔填塞、Doyle(硅胶)夹板。
  - 外部:Denver 夹板(铝制)、Aquaplast(Medco, Tonawanda,NY)模具。

19.4　并发症

- 鼻中隔血肿:需要立即引流以防止鼻中隔坏死。
- 软骨移植物错位。
- 由于骨性鼻背的过度切除或磨削导致开放性屋顶畸形。
- 鼻中隔过度切除从而使鼻背缺乏支撑,导致鞍鼻畸形。

- 鼻背部减少不足或鼻尖高度减少从而导致 Polly-beak 畸形。
- 鼻尖结构的过度切除导致捏夹鼻畸形、鼻侧壁塌陷、鼻翼和(或)鼻小柱退缩。
- 由于上外侧软骨与鼻中隔背侧和鼻关系紊乱,未得到良好的复位与固定,而形成倒置的 V 形畸形。
- 明显的瘢痕或感染。

19.5　易错点

- 术前评估和计划不足。
- 缺乏对患者基本体格特征的评估。
- 缺乏连贯的手术计划。
- 未评估鼻子以外的面部结构(如颏部后移)。

第 **20** 章
面瘫

Alison K. Snyder-Warwick, Thomas H. H. Tung

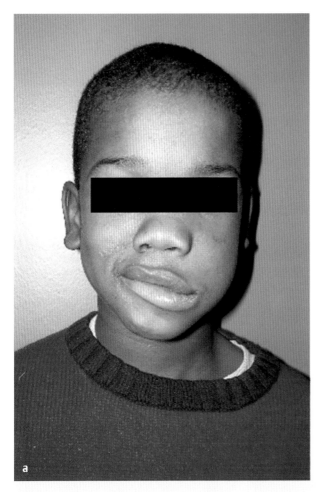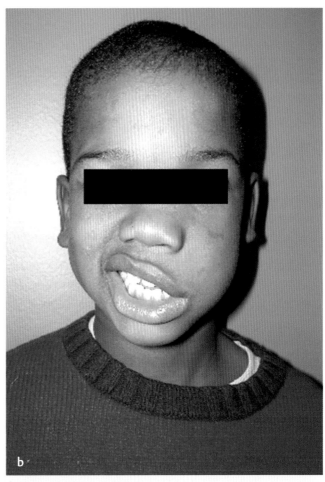

图 20.1　6 岁男孩,自出生以来左侧面部不能微笑。

20.1 症状描述

- 左侧面部完全瘫痪。
- 面部不对称：左睑裂增大，左鼻唇沟消失，唇弓右偏，左嘴角下移且笑时左嘴角无运动。
- 眉毛位置基本对称，外鼻阀轻微不对称。

20.2 诊断检查

20.2.1 病史

- 发病时机。
  ○ 先天性还是获得性。
  ○ 急性、亚急性还是慢性。
- 疾病持续时间和进展速度。
- 完全还是不完全；单侧还是双侧。
- 相关症状或症状特点。
- 相关症状：头痛、视物模糊、干眼症、眩晕、听力丧失、耳漏、口闭合不全、言语困难、打鼾、鼻塞。
- 是否有以下病史：创伤；感染（Bell 面瘫、Ramsay Hunt 综合征、莱姆病、结核病）；神经肌肉病（重症肌无力、腓骨肌萎缩症、格林-巴利综合征）；肿瘤（神经纤维瘤病 2 型）；糖尿病；旅游史；妊娠史；家族史；手术史（耳部手术、除皱术、腮腺手术）。

20.2.2 体格检查

- 进行全面的头、颈和颅神经检查。
- 检查面神经的所有分支。
  ○ 颞支（额支）：前额的上抬。
  ○ 颧支：眼轮匝肌的闭合。
  ○ 颊支：面颊部和口角的上抬。
  ○ 下颌缘支：口角及下唇的下移。
  ○ 颈支：颈阔肌的收缩。
- 眼：评估闭眼、视力、角膜缺损、睑外翻。
  ○ 希尔默试验（参见第 18 章）。
  ○ Bell 现象（参见第 18 章）：如果阴性，应注意是否有角膜损伤。
- 评估静态及多种不同面部表情时的面部运动。
  ○ 评估中线偏移情况，测量面部活动时中线偏移的程度。

○ 评估眉毛的运动、鼻阀功能和连带运动（异常神经再生引起的在自主面部运动时发生的不自主的额外面部肌肉收缩）。
- 评估总体的肌肉功能状态（亢进、正常还是低下）、自主的或不自主的运动（连带运动、肌肉自发性收缩）。

20.2.3 影像学检查或诊断

- 随病情不同而变化。
- 血液学检查：全血细胞计数（感染和白血病的评估）、Lyme 滴度。
- 颞骨 CT 成像。
- MRI：评估脑部、面神经及腮腺。
- 活检：面神经、唇（对于唾液腺肿瘤）、腮腺肿物细针穿刺活检。
- 电生理检查：神经传导、肌电图（EMG）。
- 神经电图（ENoG）：比较面部瘫痪侧和健侧的总电位振幅。

20.2.4 会诊

- 视情况而定：可能包括眼科、耳科、神经内科、精神科、言语治疗、物理治疗及职业治疗和（或）心理学。

20.3 治疗

20.3.1 非手术治疗

- 特发性、自身免疫性及某些创伤性损伤使用类固醇激素治疗。
- 角膜保护。
  ○ 润滑角膜，尤其是在晚上，应使用眼膏保护角膜，避免其损伤及干燥。
  ○ 必要时使用眼罩。
- 已确诊的特定感染应使用抗生素及抗病毒药物。
- Bell 面瘫患者，在出现症状后使用类固醇激素及抗病毒药物（伐昔洛韦；GlaxoSmithkline，费城，宾夕法尼亚州）10 天。
- 神经肌肉训练。
  ○ 进行对称性运动训练，且尽可能减少不必要的整体肌肉运动（如连带运动）。
  ○ 镜像运动训练、生物负反馈、拉伸训练、按摩。

- 化学去神经疗法:有助于减少不必要的运动并且实现面部对称。
  - 单侧下颌缘支麻痹疗效佳。

20.3.2 手术治疗

目的:保护角膜、恢复正常的静态肌张力、提高语言能力、使笑容对称

决定因素

- 损伤持续时间/运动终板的存在。
- 损伤及损害的性质和范围。

神经损伤后的急性修复

- 直接进行神经修复:急性期能进行无张力的神经吻合(确保在受伤区域外)的情况下可应用。
- 间置神经移植:不能进行无张力的神经缝合的情况下可应用。
  - 供区选择:腓肠神经(倒转防止分叉生长)、腓肠神经分支、耳大神经。
  - 有计划地用于肿瘤所致面神经切除术。
- 跨面神经移植术:从对侧面神经(第Ⅶ脑神经)移植到损伤神经的一个或多个分支上以修复急性单侧面瘫。
  - 只有在早期重建后且对侧是完全正常的情况下才能实施。
  - 在损伤 12~24 个月后,运动终板失用,这个时候重建,需进行游离肌肉移植(见下文)。

晚期手术重建方法的选择

- 静态悬吊术:达到静态对称。
  - 阔筋膜张肌、颞顶筋膜、掌肌、跖肌、真皮同种异体移植。
- 局部肌瓣移植术(颞肌悬吊或咬肌转移)。
  - 避免游离组织移植且能恢复面部动态运动。
  - 患者必须有意识地做"咬牙"动作以产生微笑。
- 为恢复动态运动的游离肌肉移植术(神经支配来源的两种主要选择)。
  - 跨面神经移植联合游离肌肉移植术(2 步法)。
    - 第 1 步:将腓肠神经移植缝合至健侧第Ⅶ脑神经多余分支,末端埋入患侧的上唇。
    - 第 2 步:9~12 个月后通过之前的跨面神经移

植来实现Ⅱ期游离肌肉移植(在神经移植中视 Tinel 征来决定是否能进行游离肌肉移植)。
    - 跨面神经移植是游离肌肉移植时最常用的神经支配来源。
    - 可以呈现自然的笑容而不需要肌肉再训练。
  - 用第Ⅴ脑神经同侧咬肌分支实现的一步法游离肌肉移植术。
    - 越来越多的患者能接受此方法。
    - 患者必须有意识地做"咬牙"动作以产生微笑。据报道,随着时间的推移能出现自然的笑容,尤其是那些大脑仍有很大可塑性的儿童。
  - 供体肌肉:股薄肌、背阔肌、胸小肌、前锯肌。
  - 其他可能的供体神经:部分第Ⅻ脑神经、部分第Ⅺ脑神经。
  - 使用面部除皱术的耳前切口沿下颌后缘延伸超过耳垂一小段距离即可达到。
- 其他对称性手术。
  - 在上眼睑放置铂金重物,以让眼睑闭合。
  - 眦固定术/眦成形术以改善麻痹性下睑外翻。
  - 眉部提升(内镜手术、开放手术或在眉毛上部进行的眉部提升手术)以改善由于面瘫引起的眉毛下垂。
  - 化学去神经、除皱术及肌肉切除术可以让面部对称。
- 术后护理:包括肌肉再训练在内的物理治疗可以改善预后。在术后早期,可使用口角夹板防止术后早期口角下移。

20.4 并发症

- 面神经重建是非常有挑战性的,即使拥有最先进的技术,也不一定能让面部功能和运动完全恢复。
  - 重建后仍可能发生面部不对称(静态/动态)和肌肉功能不良。
- 血肿:与面部提升手术一样,患者应立即返回手术室清除血肿。
- 损伤后神经再生过程中常见连带运动和运动障碍,通常难以避免。
- 肌肉断裂。
- 神经移植或皮瓣手术失败。

20.5 易错点

- 对预后有不切实际的期望。
- 未能及时闭合眼睑及预防角膜磨损和干眼症。
- 对可能的治疗及手术方式未充分告知患者。
- 错误地评估了面瘫的病因。
- 出现血肿或者游离皮瓣失败而未及时返回手术室处理。

第 **5** 部分

足部和下肢重建

第21章
开放性伤口:小腿上 1/3

Leahthan Domeshek, Thomas H. H. Tung

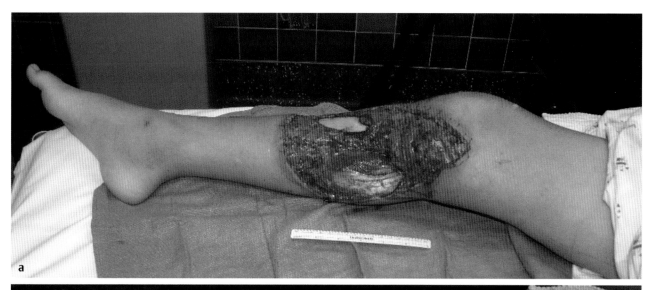

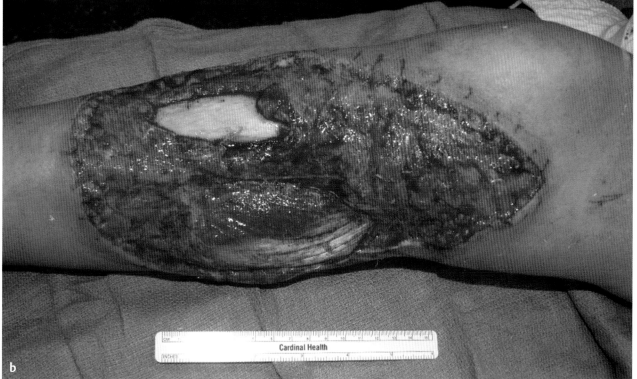

图 21.1　一名 15 岁的女孩在越野车(ATV)事故中致右小腿软组织损伤。

21.1 症状描述

- 右小腿近端 1/2 开放性伤口。
  - 近端 1/3 胫骨外露伴骨膜缺失,肉眼未见明显骨折迹象。
  - 腓肠肌内侧部外露。
  - 右小腿前内侧有约 25cm 长的皮肤组织缺损(见尺子指示)。

21.2 诊断检查

21.2.1 病史

- 病因。
  - 创伤:询问受伤机制。了解有无合并伤。
  - 肿瘤切除:切除范围。
  - 慢性伤口:伤口的病因及既往治疗史。
- 年龄、相关疾病(有无糖尿病史、周围血管病史、冠心病史、吸烟史)、营养状况、有无类固醇药物使用病史以及局部放射治疗史。

21.2.2 体格检查

- 对于创伤患者,首先评估 ABC,启动 ATLS 预案。
- 开放性胫骨骨折的 Gustilo 分类(▶ 表 21.1)。
- 肢体血运检查:脉搏、温度、色泽、肿胀情况、踝肱指数。
- 神经系统检查(尤其足跖面的感觉检查)。
- 骨筋膜室综合征发生可能性的评估。

21.2.3 影像学检查或诊断

- X 线检查:骨损伤的评估。
- 动脉造影术:肢体缺血的紧急情况下,或游离皮瓣时作为术前准备。

21.2.4 会诊

- 血管外科:缺乏显微血管技术时,血管外科可协助血管修复。
- 骨外科:协助骨损伤的处理。

21.3 治疗

21.3.1 下肢组织缺损修复原则

- 清创。
  - 清除所有失活、污染和感染的组织。
  - 创面修复前,可能需要多次清创手术。
- 骨折牢靠固定。
  - 内固定:闭合性骨折和所受暴力不大的开放性骨折。
    - 常选择髓内钉或钢板内固定。
  - 外固定:严重粉碎性骨折、广泛的软组织损伤、骨量不足或节段性骨缺损。
    - 外固定器或 Ilizarov 牵张器用于骨的稳定与治疗。
    - 如果存在骨不连接和污染,可放置抗生素间隔珠。骨缺损需要后期骨移植。
- 创面修复前的处理。
  - 负压吸引装置(VAC)或其他临时性敷料的使用:需多次清创时,清创手术中选择使用,直至创面修复手术前。
  - 清创彻底、病情平稳、方案切实可行时,就可以进行最终的修复。

21.3.2 软组织重建(小腿上 1/3)

- 皮片移植:植皮成活有赖于创面健康的血管床。
- 带蒂肌瓣。

分级	伤口	骨损伤
I	< 1cm,清洁,轻微的软组织损伤	单纯骨折或有细小骨碎片的骨折
II	> 1cm,中度污染,中等程度软组织损伤	中等程度粉碎性骨折
ⅢA	< 10cm,合并组织压碎和(或)被污染;局部有软组织覆盖	骨折污染严重或节段性骨缺损,可能有大血管的损伤,伤口严重污染,高能量损伤
ⅢB	> 10cm,合并组织压碎和(或)被污染;软组织量不足;需要局部皮瓣或游离皮瓣	同上
ⅢC	为保肢,重要血管损伤需要修复;部分患者需要截肢	同上

表 21.1 开放性胫骨骨折的 Gustilo 分类

○ 腓肠肌肌瓣。
  – 通常用于修复小腿上 1/3 缺损。
  – 在中线处分离肌肉,内侧头(较大)或外侧头或两者均可使用。
  – 腓肠肌内外侧头的动脉均起自腘动脉,分别注入腓肠肌内外侧头,进入远端并深达肌肉起始端。其上断层皮片移植覆盖。
○ 胫骨前肌。
  – 对踝关节背伸功能很重要,选择时需要慎重。
  – 分离用作双蒂瓣(以保留其功能)。
  – 由胫前动脉的穿支供血。
○ 近端为蒂的比目鱼肌瓣。
  – 由腘动脉、胫后动脉和腓动脉供血。
○ 逆行的股外侧肌瓣。
  – 以旋股外侧动脉降支为蒂。
  – 牢固性欠佳。
• 游离组织瓣。
  ○ 如为广泛的软组织创伤,不允许应用局部肌瓣。
  ○ 肌瓣(背阔肌、腹直肌、股薄肌)或筋膜皮瓣(股前外侧皮瓣)。

21.3.3　骨重建

• 骨缺损的处理。
  ○ 非血管化的松质骨移植:缺损< 6cm。确保健康、带血管的软组织覆盖对移植物存活有重要意义。
  ○ 带血管的骨移植:缺损> 6cm。常用游离腓骨瓣。
  ○ 牵张成骨:缺损> 2cm。

21.3.4　截肢

• 如果不能挽救肢体(胫后神经完全破坏,热缺血时间> 6 小时的挤压伤,合并有严重、可能危及生命的其他损伤),就要进行截肢。
• 足底跖面的感觉丧失预示着功能恢复方面的预后不良。

21.4　并发症

• 慢性骨髓炎:需要彻底清创,清除感染的骨块及瘢痕组织,用良好血供的带蒂组织(肌瓣)封闭无效腔,以及长期应用抗生素(清创和关闭伤口后 6 周)。
• 皮瓣坏死:如有可能的话,可能需要再次转移皮瓣修复。截肢仍不失为一种选择。
• 骨不连、骨折畸形愈合:清创,骨移植,再次固定。

21.5　易错点

• 未能充分清创去除失活或感染的组织。
• 对于软组织和骨修复缺乏完整的计划。
• 不必要的治疗延误,将增加骨髓炎及不良后果发生的概率。
• 并发症的处理不够恰当。
• 未及时发现骨筋膜室综合征。

第 22 章
开放性伤口：小腿中 1/3

Louis H. Poppler, Terence M. Myckatyn

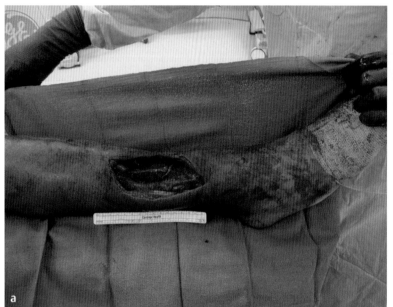
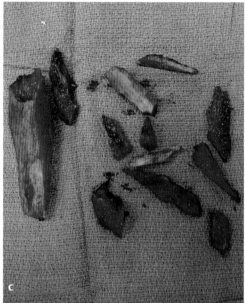
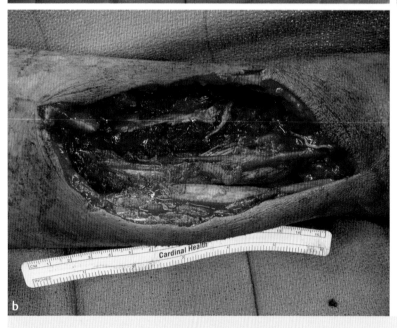

图 22.1 男性患者，20 岁，因右小腿枪伤导致胫骨缺损、腓骨骨折，以及胫前动脉和腓动脉的离断，被送至急诊科救治。

22.1　症状描述

- 右小腿中 1/3 的开放性伤口。
  - Gustilo 分级 ⅢC（参见 ► 表 21.1）：严重粉碎性骨折及软组织缺损伴血管损伤。
  - 面积 35cm × 20cm 的软组织缺损及 16cm 长的胫骨骨皮质缺损。

22.2　诊断检查

22.2.1　病史

- 病因。
  - 创伤：询问受伤的机制。了解有无合并伤。
  - 肿瘤切除：切除范围。
  - 慢性伤口：伤口的病因及既往处理病史。
- 相关疾病对预后的影响。
  - 有无周围血管疾病、冠心病、糖尿病、吸烟史、营养状况、类固醇药物使用，以及放射治疗史。

22.2.2　体格检查

- 在创伤病例中，评估 ABC。
- 伤口评估。
  - 软组织损伤：伤口大小、深度、范围。
  - 污染程度，重要结构有无外露。
  - 下肢的血运情况，骨缺损程度。
- 血管检查。
  - 检查脉搏、体温、色泽、肿胀程度。
  - 踝肱指数（AAI）的测量、多普勒检查。
- 神经检查：检查有无腓神经或胫神经损伤。
- 排除骨筋膜室综合征。
  - 神经血管受损状况的评估。
  - 做肢体屈伸动作时，患肢剧痛，疼痛程度与损伤不成比例。
  - 筋膜室内压力>30mmHg（1mmHg=0.133kPa）。

22.2.3　影像学检查或诊断

- X 线检查：骨损伤的评估。
- 动脉造影术：如肢体血运差，影响肢体成活的紧急情况下应用；或者计划行游离皮瓣重建时可选择应用。

22.2.4　分类：当损伤涉及骨折时

- 开放性胫骨骨折的 Gustilo 分级系统（参见 ► 表 21.1）。

22.3　治疗

22.3.1　最初的处理

- 骨折固定。
- 必要时，及早恢复组织血流灌注。
- 评估肌筋膜室情况，必要时，实施骨筋膜室切开减压术。
- 修复创面前，清创和冲洗伤口。
  - 通常需要行系列的清创术。
  - 重要血管组织外露时需早期覆盖。

22.3.2　创面修复时机：创面愈合的三个阶段

- 急性期（1~5 天）：污染但未感染、水肿、出血。
- 亚急性期（1~6 周）：细菌定植、感染，骨质分界仍不清晰。
- 慢性期（> 6 周）：肉芽形成，伤口收缩；感染局限于瘢痕内；骨质分界清晰。
- 早期实行决定性重建手术（< 72 小时，根据 Godina 观点）具有最低的皮瓣失败率、最低的术后感染率，即使在负压治疗（NPWT）时期以前，骨折也能以最快时间得到愈合。

22.3.3　软组织修复

- 为了方便理解小腿软组织创面修复，将小腿修复部位分为 3 个区。
  - 上 1/3（参见第 21 章）。
  - 中 1/3。
  - 下 1/3（参见第 23 章）。
- 直接闭合：对于软组织充足的简单损伤仍是一种选择。
- 皮片移植：健康的血管床是植皮成活的关键。
  - 不应在某些重要的组织结构上进行植皮，如神经、血管和骨骼表面。
- 局部肌瓣。

○ 小腿中 1/3 缺损修复的金标准。
  – 肌瓣表面上植皮覆盖创面。
○ 比目鱼肌瓣。
  – 主要用于小腿中 1/3 缺损修复。
  – 可将其纵向劈开(半比目鱼)用于不需要整块肌肉重建的小缺损。
  – 血供来自腘动脉、胫后动脉和腓动脉的分支。
○ 腓肠肌瓣。
  – 主要用于近端 1/3 的缺损修复,少数用于中 1/3 的缺损(参见第 21 章)。
  – 肌肉可分为内侧头(大头)和外侧头。
○ 趾长屈肌:仅覆盖小腿中 1/3 下半部分的小缺损。
○ 趾长伸肌:可覆盖< 5cm 的缺损。
○ 踇长伸肌/踇长屈肌:仅能覆盖很小的伤口。
○ 胫骨前肌:可作为一个整体或纵向劈开以覆盖较小的缺损。缺点是造成供区的显著残疾。
• 游离组织瓣移植(参见第 23 章)。
○ 当损伤为大面积缺损或复杂缺损,无法应用局部或区域皮瓣进行修复时,此为可选择应用的一种方式。
• Integra 人工皮肤(双层真皮替代品;Integra Life-Sciences, Plainsboro, NJ)。
○ 已成功应用于覆盖有重要结构外露的清洁、稳定、血供良好的创面。
○ 取出外层硅酮层,约在最初应用的 2~3 周后,用薄层皮片覆盖已经新血管化的内层人造皮肤上。
○ 当其他方法失败时,可以作为补救措施使用。

22.3.4 骨重建

• 如果有骨缺损,必须先进行骨缺损修复。

○ 骨愈合的基本条件是良好的血液供应和牢靠的骨折固定。
○ 骨折远端破碎的骨块完全依赖骨膜的血供供血,直到干骺端血管进入,因此应尽可能保留骨膜。
• 骨缺损重建的选择。
○ 非血管化骨移植:尽管有缺损长达 10cm 的患者获得成功使用的报道,但不推荐用于>6cm 的缺损。完整的腓骨利于保持肢体长度。
○ 游离骨或骨皮瓣移植:适用于> 6cm 的缺损。
  – 常见的供区选择:腓骨、髂嵴、肩胛骨等。
○ 牵张成骨(Ilizarov 技术):可用于达 12cm 的骨缺损。在牵引过程中,软组织缺损可进行皮片移植、皮瓣覆盖或局部伤口护理。
  – 需要有耐心及患者的配合。

22.4 并发症

• 感染(蜂窝织炎、骨髓炎、内固定感染)。
• 皮瓣坏死/骨质外露。
• 骨不连/骨折畸形愈合。
• 血管危象。
• 骨筋膜室综合征。

22.5 易错点

• 不能鉴别及清除所有的坏死组织。
• 未能达到充分的固定。
• 没有及时获取稳妥的软组织覆盖。
• 未及时发现骨筋膜室综合征。
• 在损伤区域内进行了血管或神经重建。

第 23 章
开放性伤口：小腿下 1/3

Santosh Kale, Thomas H. H. Tung

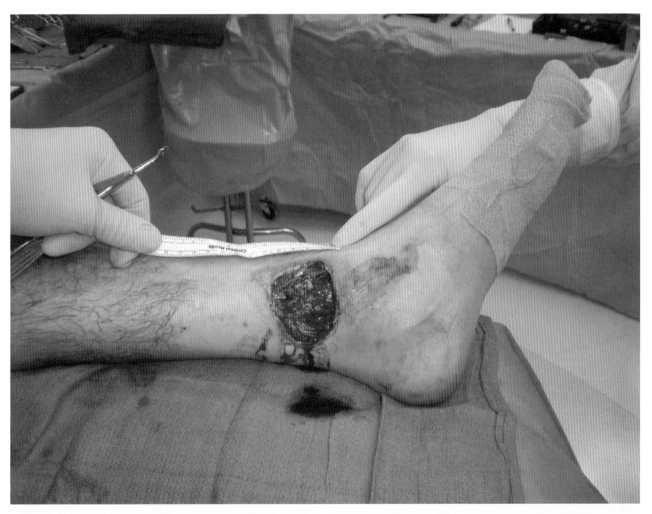

图 23.1　男性患者,35 岁,因一次高速摩托车事故造成左小腿开放性伤口。他已经接受了左侧胫腓骨骨折切开复位内固定术
(ORIF)。

23.1 症状描述

- Gustilo 分级ⅢB(参见 ▶ 表 21.1),开放性的近踝关节的胫骨、腓骨双骨折合并胫骨远端外露、内固定外露。
- 小腿内侧远端 1/3 的皮肤全层缺损,缺乏足够的软组织覆盖。

23.2 诊断检查

23.2.1 病史

- 损伤机制/形成伤口的病因(创伤源性、肿瘤源性、血管源性及其他)。
- 相关疾病:有无合并心肺或周围血管疾病、糖尿病、肥胖症、血液病、营养不良、胶原/血管病变,有无类固醇药物使用。
- 吸烟史。
- 术前功能状态评估。
- 患者的社会支持情况。

23.2.2 体格检查

- 初步评估。
  - 气道、呼吸、循环。
  - 肢体血运的评估。
  - 远端脉搏。
- 进一步评估。
  - 有无合并伤。
  - 下肢损伤程度:神经和肌腱的检查。
  - 有无重要组织结构的暴露:神经、血管、关节、肌腱。
- 潜在供区的评估。
- 骨折:开放性胫骨骨折的 Gustilo 分类(参见 ▶ 表 21.1)。

23.2.3 影像学检查或诊断

- X 线检查:摄片范围包括损伤部位的上、下关节。
- 动脉造影术。
  - 紧急处置:如怀疑血管损伤时。
  - 亚急性期处置:如果没有血管损伤,评估损伤区域血供和作为修复时血管情况的参考。

23.2.4 会诊

- 必要时,请创伤外科、骨外科、血管外科(如提示有血管损伤)会诊。

23.3 治疗

- 在初始视诊时,注意紧急和危及生命问题的处理。

23.3.1 需要紧急处理的事项

- 骨折固定。
- 尽快恢复肢体血流(如有血运障碍提示时)。
- 筋膜切开减压术(如有提示时):高度怀疑骨筋膜室综合征时应用。
- 伤口引流和清创:彻底清创对修复成功来说至关重要,可能需要多个疗程才能获得干净的创面床。
- 重要结构的覆盖(神经、血管、骨)。
- 感染控制。
  - 冲洗与清创。
  - 抗生素治疗。

23.3.2 骨折的重建与固定

- 石膏固定、内固定或外固定。
- 骨缺损的处理。
  - 缺损≤6cm:可以将非血管化骨移植于肌瓣下。
  - 缺损>6cm:需要带血管蒂骨瓣(或骨皮瓣)(如游离腓骨瓣)。
  - 缺损达 10~12cm:牵引成骨,一般不用于外伤的处理。

23.3.3 软组织修复

- 目标:以最小的供区损害获得稳定的软组织覆盖。
- 供区组织和任何血管吻合处均应在损伤区域以外。
  - 可能需要静脉移植。
- 修复前消除感染。
- 修复阶梯。
  - 一期缝合:通常不适用。
  - 骨折二期愈合±伤口负压治疗(NPWT)。
  - 皮肤移植:多在 NPWT 处理后,如果有适当的受床时应用。

○ 双层真皮替代品（Integra；Integra LifeSciences，Plainsboro, NJ）：如创面清洁，且仅有很小面积的骨骼/肌腱/血管外露，可应用。

○ 局部/区域皮瓣。

　– 可考虑逆行腓肠动脉皮瓣、足背皮瓣、踇长屈肌（FHL）、胫骨前肌。

○ 游离组织瓣移植（小腿下 1/3 创面修复的金标准）。

　– 肌肉瓣结合刃厚皮片移植（即背阔肌、腹直肌、前锯肌、股薄肌）。

　– 肌皮瓣[即背阔肌皮瓣、肩甲皮瓣、横行腹直肌肌皮瓣（TRAM）]。

　– 筋膜皮瓣[即股前外侧皮瓣（ALT）、桡侧前臂皮瓣]。

　– 骨皮瓣（即腓骨皮瓣）。

• 截肢：仍为最终的选择。

○ 下肢严重创伤。

　– 3 个或 3 个以上的筋膜室受累。

　– 多平面或重度血管损伤。

　– 严重的肌肉挤压伤或肌肉缺失。

○ 胫后神经离断。

○ 血管修复失败。

○ 伴有严重的其他疾病。

○ 患者不愿意进行后期复杂的重建手术。

23.4　并发症

• 感染。

• 皮瓣坏死：部分或全部。

• 下肢血管危象。

• 骨不连/骨折畸形愈合。

23.5　易错点

• 在创伤区域进行显微血管吻合。

○ 为了避免出现此类并发症，需要足够长的血管蒂或行静脉移植。

• 感染。

○ 通过彻底的软组织和骨清创手术、去除受感染的内固定及早日重建而避免感染。

• 下肢血管危象。

○ 综合评估肢体远端的血供，如果足端仅剩单一血管灌注供血，则采用端侧血管吻合，建立适当的组织血流供应（血管介入）。

第 **24** 章
足踝外伤的修复

Justin B. Cohen

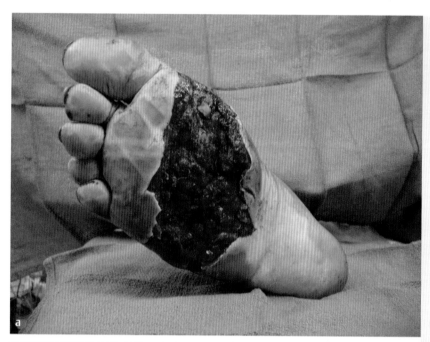

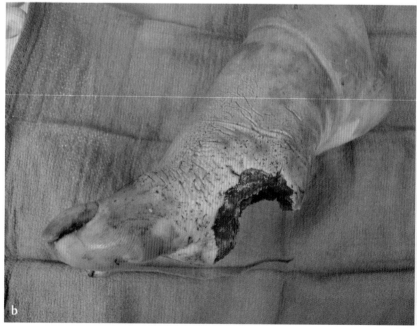

图 24.1　男性患者,36 岁,因右足遭受枪击送至急诊科就诊。

24.1 症状描述

- 右足底约 11cm×7cm×3cm 的开放性伤口。
  - 累及了负重面的大部分。
  - 可能有肌腱和骨骼的断裂。
  - 跖骨头外露。
  - 伤口表面清洁,其近端和远端组织血流灌注良好。

24.2 诊断检查

24.2.1 病史和体格检查

- 检查获取患者的足部基本功能和步态。
- 确定有无身体其他疾病。
  - 有无血管疾病和吸烟史,确定营养状况,有无免疫抑制、肾脏疾病、自身免疫性疾病、放射治疗病史、凝血功能障碍病史等。
- 评估外周血流量受损的证据。
  - 足背和胫后动脉的触诊和多普勒检查,毛细血管充盈反应检查,脉搏血氧仪检测每个足趾以评估其活力,观察伤口边缘出血情况。
- 运动和感觉检查以评估神经损伤程度。
- 破伤风免疫状态。

24.2.2 影像学检查或诊断

- 了解骨关节结构和组织内有无异物(如子弹碎片)。
- 如怀疑有血管损伤,作为手术前准备,可考虑血管造影检查。
  - 当患者不适合在全身麻醉下通过介入手段行染料注射时,磁共振血管造影(MRA)和计算机断层血管造影(CTA)可作为备选方案。
  - 可根据肾功能状态选择合适的检查方案。

24.2.3 会诊

- 创伤科会诊:进行创伤评估。
- 骨外科会诊:处理骨损伤。
- 血管外科会诊:组织存在血管灌注不足时。

24.3 治疗

24.3.1 急诊处理

- 紧急进行彻底的冲洗及清创术。
  - 需要清除所有失活的组织及彻底清创。
  - 充分灌注冲洗并清除异物。
  - 仔细检查伤口的损伤程度(止血带下)。
  - 在伤口处理间隔期,考虑创面安置负压吸引装置(VAC)。
  - 48 小时后再次进行伤口探查和清创术。
- 术前抗生素应用可降低伤口感染的风险。
- 进行骨折的恰当处理。
- 在伤口清洁及骨折稳定固定的前提下,做最后的伤口闭合。
  - 稳定的生物力学恢复是足部功能恢复的首要目标。

24.3.2 手术策略

- 此类伤口往往较大,单纯缝合者较少。
- 因伤口有重要结构外露及位于负重面,二期愈合或植皮并不是一个好的选择。
- 足底表面需要能够承受显著的重复负重和剪切力,必须考虑其形态、功能和美观性。
  - 患者术后穿鞋不受限是需要考虑的一个重要因素。
  - 持久而牢固地覆盖皮肤,并与深层结构牢固结合必不可少。
- 局部皮瓣。
  - 受自身的大小限制。
  - 在下肢,皮瓣的长宽比不应超过 1:1.5。
  - 应在损伤区域外设计皮瓣。
- 带蒂组织瓣。
  - 下肢肌瓣的 Mathes-Nahai 分类(▶表 24.1)。
  - 下肢肌组织瓣,通常只提供少量的组织并留下明显的供区损伤。
  - 下肢很少有好的肌瓣,因为大多是 Ⅳ 型和次级节段型血管蒂的肌肉。
  - 小的缺损(<6cm²)可以用 Ⅱ 型肌肉修复,如𧿹短展肌、小趾展肌、趾短伸肌或趾短屈肌皮瓣。

表 24.1 下肢肌瓣的 Mathes-Nahai 分类

类型	血管蒂模式	示例
I	单一血管蒂	阔筋膜张肌、腓肠肌
II	一条优势血管蒂和一条次级血管蒂	股薄肌、比目鱼肌、斜方肌
III	两条优势血管蒂	臀大肌、腹直肌、前锯肌、颞肌
IV	节段型血管蒂	缝匠肌、胫前肌
V	一条优势血管蒂和次级节段型血管蒂	背阔肌、胸大肌

- 筋膜皮瓣和皮瓣适用于足部非负重区的修复。
- 带蒂皮瓣包括足底内侧皮瓣、跟外侧皮瓣、足背皮瓣和足趾皮瓣。
- 游离显微血管皮瓣。
  - 常用的修复方案。
  - 成功率高(> 90%),但是失败往往会导致皮瓣完全坏死。
    - 足部通常应用游离肌瓣结合刃厚皮片移植(STSG)或筋膜皮瓣进行修复。
    - 带有两条静脉回流通道的端侧动脉吻合更有利于优化足部血流。
  - 游离肌瓣结合 STSG 为创面提供了血液供应丰富的组织。
    - 显微血管的肌瓣包括股薄肌肌瓣、腹直肌肌瓣、前锯肌肌瓣和背阔肌肌瓣(由于增加了拄拐杖行走的概率而较少使用)。
  - 显微血管的筋膜皮瓣包括桡侧前臂皮瓣、股前外侧皮瓣、肩胛皮瓣和肩胛旁皮瓣。
  - 术后护理很重要,特别是足底伤口。
    - 术后早期抬高患肢有助于静脉回流。
    - 术后 1~2 周肢体悬空不能负重,1 个月轻负重,2 个月完全负重。
- 尤其对于那些不适合接受广泛修复手术或不能忍

受长期康复期的患者,截肢仍是一个合理的选择。
  - 经跖骨截肢(TMA)通过保留足中部、踝关节远端从而得以保持明显的肢体功能。
    - 可以提供足够的皮肤直接关闭伤口。
  - Chopart 截肢术:去除前足和中足,保留距骨和跟骨。
  - Syme 截肢术:踝关节离断和足踝的去除。

24.4 并发症

- 感染。
- 血肿。
- 皮瓣坏死(部分或全部)。
  - 局部皮瓣容易发生部分坏死(通常在最远端的关键部分)。在皮瓣设计时应该大于实际所需,以减少皮瓣张力。
  - 游离皮瓣的坏死很可能是全部坏死,需要进行清创术,并利用 VAC 技术、局部皮瓣或另一个游离皮瓣来闭合创面。
- 游离皮瓣:血栓形成或动脉危象。
  - 患者必须立即返回手术室进行血管探查术。
  - 血管并发症可能是由于损伤区不明显的血管损伤、内皮细胞轻微损伤、原有的血管病变,以及继发于创伤的促凝血活性升高所致。
- 在皮瓣和正常组织边界处的皮肤角化过度,可以用后期的"Z"形皮瓣成形术或角质成形细胞切削来处理。

24.5 易错点

- 所选择的皮瓣较差,特别是那些不能充分覆盖缺损的局部皮瓣。
- 在损伤区域内设计一个需要进行微小血管重建的游离皮瓣。

胸部

第 25 章
乳腺癌术后乳房重建

Jessica M. Belz, Albert S. Woo, Thomas H. H. Tung

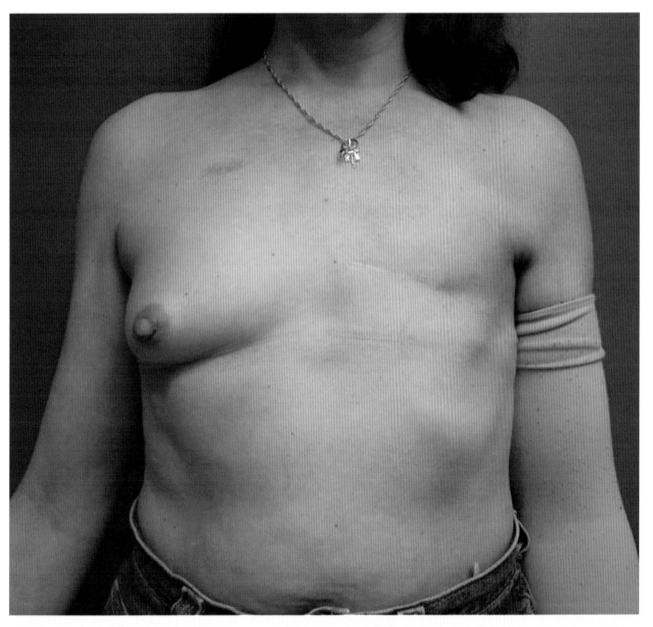

图 25.1 女性患者,43 岁,左侧乳房行乳腺癌切除术后要求行乳房重建。

25.1 症状描述

- 左侧乳房缺失,乳房切除后横向瘢痕愈合良好。
  - 乳房切除后的皮瓣紧贴在胸前壁上,没有放射相关性皮肤变化的迹象。
- 右侧乳房Ⅰ度下垂,皮肤色泽和弹性良好。
  - 没有褶皱、溢液或凹陷。
  - 在右侧乳房上方有一个大概 2cm 长愈合良好的横向胸壁瘢痕,与之前化疗置管的位置相一致。

25.2 诊断检查

25.2.1 病史

- 肿瘤的类型、大小和分期(TNM 分期法:T 为肿瘤大小,N 为淋巴结转移情况,M 为有无远处转移)。
- 肿瘤切除的术式(例如,乳腺癌改良根治术、乳房肿块切除术)。
  - 术后恢复情况,缓解期的持续时间和任何复发的证据。
- 化疗和放疗病史,以及进一步治疗的计划。
- 目前乳房大小,期望的乳房大小。
- 乳腺癌家族史,包括乳腺癌易感基因(BRCA)检测(如果做过的话)。
- 近期的乳房 X 线检查的日期和结果。
- 吸烟/烟草使用史。
- 患者重建乳房的愿望和期待值。

25.2.2 体格检查

- 体重指数(BMI):体重(kg)/[身高(m)]^2。
  - BMI>35 患者不适合做游离 TRAM 皮瓣(横向腹直肌肌皮瓣)乳房重建术。
- 术侧乳房目前情况:保留皮肤组织量及弹性、有无放射相关性皮肤改变以及手术瘢痕的位置。
- 健侧乳房:大小、形状、投影、皮肤质地、下垂程度、存在的肿块和淋巴结病。
- 整体的身体状态和供区的可用性。
- 腹壁和背部的瘢痕。

25.2.3 影像学检查或诊断

- 乳房 X 线检查(钼靶片,特别是健侧乳房)。

25.2.4 会诊

- 普外科/肿瘤外科。
- 肿瘤内科。
- 肿瘤放疗科(必要时)。

25.3 治疗

25.3.1 术前注意事项:三个重要决策

- 时机:即刻重建或延迟重建。
  - 保留皮肤的乳房切除术,即刻重建可能有更好的外观。
    - 减少手术次数。
  - 在某些情况下,延迟重建可能是首选(如术后需行辅助放疗并要求行自体组织乳房重建的患者)。
- 类型:假体或自体重建。
  - 扩张器/假体重建。
    - 理想的候选人是拥有小到中等大小的乳房,要做双侧重建的女性。
    - 术后放疗是相对禁忌证(伤口愈合问题、包膜挛缩、感染、假体外露发生的概率更高)。
    - 优点:手术时间短,无供区损伤。
    - 缺点:需要经常去医疗中心注水,疗程更长,直到最终完成重建。
  - 自体组织重建。
    - 腹部组织是最常用的供区[即带蒂 TRAM 皮瓣、游离 TRAM 皮瓣、腹壁下动脉穿支皮瓣(DIEP)、腹壁浅动脉(SIEA)皮瓣]。
    - 其他选择有背阔肌皮瓣(通常联合假体)、臀上或臀下动脉穿支皮瓣、横半月形股薄肌(TUG)肌皮瓣、Rubens 皮瓣(以旋髂深血管为蒂的髂腰部皮瓣)及股前外侧皮瓣。
    - 优点:术后乳房手感及外观自然,尤其适用于单侧修复重建者,术后能保证较好的对称性。
    - 缺点:手术时间较长,以及可能会出现供区损伤。

- 对侧乳房的对称性处理:乳房缩小术/乳房固定术、丰胸术,或两者都不实施。
  - 这种对称性手术,如有需要,可同时进行或在第二阶段进行。

25.3.2 手术注意事项

- 扩张器/假体重建。
  - 根据乳房的宽度和高度选择扩张器尺寸。
  - 术前标记中线、乳房下皱襞及乳房外侧皱襞。
  - 是否采用保留皮肤或乳头的乳房切除术。评估皮瓣的成活能力。
  - 扩张器完全放置在胸大肌后方,或部分放置在胸大肌后方并联合脱细胞真皮基质(缝合到胸大肌的下侧边缘和乳房下皱襞)覆盖乳房下方。
  - 术中扩张器可适量注水,根据皮瓣表面张力决定注水量。
  - 扩张器每 2~3 周注水一次,直到达到想要的最终容量,然后再多注水约 30%。
  - 经过一段时间的水囊扩张后,再次手术将水囊扩张器置换为永久性假体。术中可以调整腔隙以提供最合适的形状。
- 自体组织重建。
  - 带蒂 TRAM 皮瓣。
    - 在腹部标记皮瓣,基于同侧或对侧腹直肌,包含脐旁穿支血管。
    - 游离并获取皮瓣,不包含 4 区及部分 3 区组织。
    - 皮瓣通过皮下隧道,至胸壁缺损部位。
    - 如果腹壁筋膜不能闭合,则需要使用补片。
    - 在某些危险因素存在时,如吸烟、肥胖、放射线等,术前通过皮瓣延迟术(离断腹壁下深动脉)可以增加皮瓣成活率。
    - 禁忌证:腹壁组织不足,或之前的肋下切口已经横断了腹壁上血管。
    - 优点:安全并可以相对较快完成重建。
    - 缺点:需要牺牲腹直肌,这可能导致腹壁薄弱,形成腹壁疝及腹壁膨隆。双侧手术可能导致腹壁强度下降。
  - 游离 TRAM 皮瓣。
    - 基于腹壁下深部血管。
    - 受体血管是胸背血管或内乳血管。
    - 保留腹直肌的游离 TRAM 皮瓣减少了腹壁的

损伤。
    - 优点:基于主要血管系统→更好的血供。这就让我们具有了使用大范围组织的能力,并降低脂肪坏死的风险。
    - 缺点:技术要求高。病态肥胖患者(BMI>35)不适用。
  - 游离 DIEP 皮瓣。
    - 基于一条或两条腹壁下动脉穿支。
    - 优点:完全保留肌肉,把腹壁损伤降到最小。
    - 缺点:技术要求高。
  - 带蒂背阔肌肌皮瓣。
    - 通常联合假体应用。
    - 如果有放射治疗史,为假体提供无辐射的软组织覆盖。
    - 在腹壁组织不能用于重建或患者不能接受腹壁损伤时,这是一个很好的选择。

25.4 并发症

- 乳房切除术后保留的皮肤坏死。
  - 非全层坏死:按照局部伤口护理。
  - 全层缺失坏死或有假体外露风险:手术清除坏死组织,缝合关闭缺损。
- 扩张器感染。
  - 蜂窝织炎:口服或静脉注射抗生素。
  - 如果未能解决问题或怀疑脓毒症:到手术室进行冲洗,必要时取出假体。
- 脂肪坏死:清创并进行皮瓣重置。大面积区域可能需要更换皮瓣或假体。
- 整个皮瓣坏死:如果蒂部血栓形成发现较早,行急症手术探查能一定程度避免皮瓣全部坏死的发生。
- 腹壁疝或腹壁膨隆:筋膜修补或使用补片。

25.5 易错点

- 在放射治疗的情况下行假体重建。
- 计划进行的手术可能是医生并不擅长的自体组织乳房重建方案。
- 无法处理并发症。
- 术前未能筛查残留的乳腺癌。

第 **26** 章
结节性乳房畸形

Jessica M. Belz, Terence M. Myckatyn

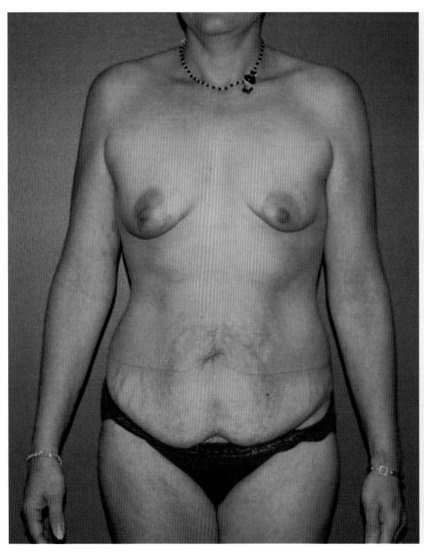

图 26.1 女性患者,44 岁,希望纠正乳房
不对称。

26.1　症状描述

- 左侧乳房为结节性乳房畸形。
  - 高乳房下皱襞,内下象限和外下象限组织不足,乳晕扩大合并乳腺组织疝出,以及Ⅱ度乳头下垂。
- 右侧表现为小乳及Ⅱ度乳头下垂。

26.2　诊断检查

26.2.1　病史

- 乳腺癌个人病史或家族史。
- 既往乳房手术史。
- 吸烟史。
- 未来的分娩计划。预期的体重变化。
- 患者的目标和期望。

26.2.2　体格检查

- 结节性乳房的特征。
  - 乳房直径减小,乳房下皱襞抬高,下方皮肤缺损,乳房发育不全及乳晕处乳房实质组织疝出。
- 结节性乳房畸形的 Grolleau 分类法。
  - Ⅰ型:乳房内下象限发育不良。
  - Ⅱ型:整个乳房下极发育不良。
  - Ⅲ型:整个乳腺发育不良。
- 下垂的 Regnault 分类法(▶表 26.1)。
- 关键测量值。
  - 胸骨上切迹至乳头的距离、乳头至乳房下皱襞的距离、乳房基底直径。

26.2.3　影像学检查或诊断

- 乳房 X 线检查[钼靶片(临床高度怀疑乳腺癌时)]:例如,患者年龄大于 40 岁或者比家族成员患乳腺癌时的年龄小 10 岁。

表 26.1　乳房下垂的 Regnault 分类法

分类	检查情况
Ⅰ度	乳头位于乳房下皱襞水平
Ⅱ度	乳头低于乳房下皱襞水平
Ⅲ度	乳头位于乳房最低点
假性下垂	乳头位于或高于乳房下皱襞水平合并乳房下极下垂

26.2.4　会诊

- 精神科/发展心理学:一些患者,特别是青少年,可能会产生与此病相关的心理障碍,需要干预。

26.3　治疗

26.3.1　重建方式

- 一步重建法。
  - 置入永久性假体,以纠正乳房不对称。
- 两步重建法:当皮肤组织量不足时可采用。
  - 先置入扩张器以纠正明显的体积不足。
  - 在第二阶段置入永久性假体。

26.3.2　手术步骤

- 乳晕入路:去除表皮并缩小乳晕。
- 皮下剥离乳房下极至预设的乳房下皱襞位置。
- 通过放射状切开或垂直或水平分离乳房下极来松解乳晕下收缩环。
- 如果需要增加乳房的体积,则把永久性假体或临时组织扩张器置入乳房后间隙、胸大肌后方或双平面。

26.3.3　对侧乳房手术

- 患侧隆乳手术不能改善健侧可能存在的乳房下垂。
- 为了达到对称,健侧乳房可能需要进行乳房缩小术、乳房固定术或隆乳术。

26.4　并发症

- 术后可能仍会不对称。
- 畸形不能彻底改善。
- 假体或组织扩张器相关的并发症。
- 伤口愈合困难。
- 乳头坏死。

26.5　易错点

- 未能正确识别结节性乳房畸形。
- 在没有处理结节性问题的情况下进行隆乳。
- 对于年龄超过 35 岁的女性,未能获取其术前筛查性乳房 X 线检查资料。

第 **27** 章

隆乳术

Simone W. Glaus, Marissa Tenenbaum

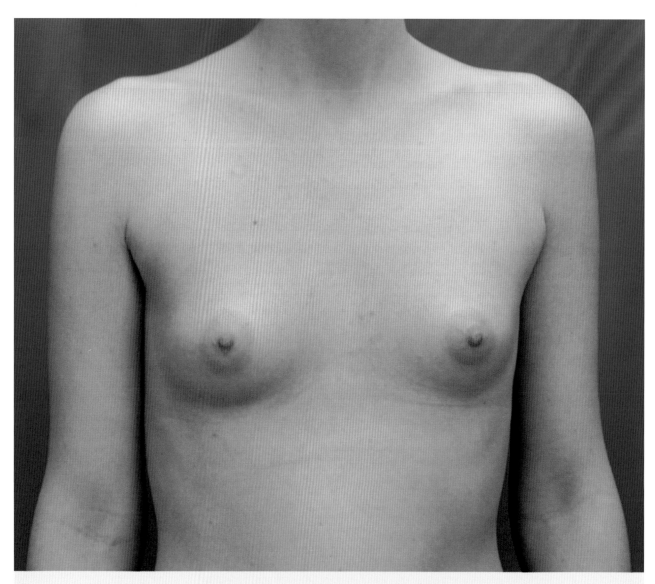

图 27.1 一名 21 岁的女性因想要行隆乳术而就诊。

27.1 症状描述

- 小乳症:小 A 到 AA 杯乳房,伴有轻度不对称。
  - 左侧乳房下皱襞略高于右侧。
  - 左乳头略高于右乳头。

27.2 诊断检查

27.2.1 病史

- 年龄、有无相关疾病、有无使用抗凝药物、吸烟史。
- 生育史或哺乳史,未来的生育计划。
- 个人乳腺疾病史和(或)手术史,既往的乳房 X 线或超声检查史。
- 家族乳腺癌病史。
- 目前的胸罩尺寸和理想的乳房大小。
- 手术的动机。

27.2.2 体格检查

- 评估乳房形状、皮肤质量和包裹组织是否充足(例如,捏起乳房上极的厚度)
- 检查双侧乳房对称性(体积、乳头-乳晕复合体、乳房下皱襞位置)及胸壁异常。
- 触诊是否存在乳房肿块或腋窝淋巴结肿大。视诊检查皮肤是否存在凹陷或有无乳头溢液。

27.2.3 影像学检查或诊断

- 应遵循美国癌症协会指南行临床乳腺检查(CBE)和乳房 X 线检查。
  - 20~39 岁的女性每 3 年做一次 CBE;40 岁及以上的女性每年做一次 CBE。
  - 40 岁及以上的女性每年做一次乳房 X 线检查。
- 在进行隆乳术前,应先评估体格检查中发现的乳房肿块或淋巴结肿大。

27.3 治疗

- 知情同意书必须包含对患者期望值的管理、对现有不对称程度的详细讨论、潜在的并发症、破裂筛查建议、进行修复手术的概率(约 20%)、需要承担修复的费用及最终可能需要置换或移除假体。

- 标准的围术期处理。
  - 术前建议预防性使用一次头孢类抗生素。
  - 如果进行全麻,应在诱导前使用连续压迫装置。

27.3.1 假体选择

- 假体大小。
  - 盐水袋假体可达 1000mL。
  - 硅胶假体可达 800mL。
- 假体类型:盐水袋、硅胶、定型硅胶;光面、毛面;圆形、解剖形;低凸、中凸或高凸。
  - 硅胶假体是 FDA(美国食品及药品管理局)唯一批准的可用于年满 22 岁女性的初次隆乳。
  - FDA 建议硅胶假体植入 3 年后常规做 MRI 行破裂筛查,然后每 2 年检查一次。
- 假体放置。
  - 腺体后方:可以获得令人满意的外观,但有较高的挛缩率和假体可触及性。置入这个平面可能会使日后的乳房 X 线检查复杂化,因为假体紧临腺体。
  - 肌肉后方:完全放置于胸大肌后方。包膜挛缩率降低。乳房可能会随着肌肉收缩而变形。
  - 双平面:上极放置于胸大肌后方,下极放置于腺体后方。降低了挛缩率,但是会扩张下极。
- 切口/手术入路:环乳晕、乳房下皱襞、腋窝、经脐。
- 个体化隆乳概念:目前的隆乳计划的制订不再局限于单纯乳房体积的扩大,而是基于不同个体原有乳房组织的特性进行个性化方案的制订。

27.3.2 癌症筛查

- 隆乳术不会增加乳腺癌发病风险,但假体可能会干扰乳房 X 线检查。
- 肌肉后假体的干扰显著小于腺体后假体。
- 硅凝胶假体不会影响结缔组织疾病的发病率。

27.4 并发症

- 较高的修复率(约 20%)。
- 包膜挛缩。
  - Baker 包膜挛缩分类(▶ 表 27.1)。
  - 乳房下切口<乳晕切口。
  - 肌肉后置入<腺体后置入。

表 27.1　Baker 包膜挛缩分类

分类	严重程度	表现
I	正常	自然的触感；正常的大小和形状
II	轻度	轻微发硬；正常外观
III	中度	发硬；出现异常并且患者能明显感觉到
IV	重度	坚硬，有触痛；出现异常

  ○ 在腺体后置入中，毛面的<光滑的(肌肉后置入没有优势)。
- 感染。
- 破裂。
  ○ 盐水袋：每年在既往基础上增加1%的风险。
  ○ 硅胶。
    – 3年内0.5%的风险(Mentor Core 研究：初次隆乳)。
    – 6年内5.5%的风险(Inamed Core 研究：初次隆乳)。

乳)。
- 波动感，可触及假体。
- "双乳"畸形
  ○ A 型：假体位于自身乳房上方。
  ○ B 型：假体位于自身乳房下方。

27.5 易错点

- 未能发现使隆乳术复杂化的常见异常情况(例如，结节性乳房畸形、胸壁异常、明显的不对称)。
- 超范围超标准进行手术(例如，给未满22岁的患者植入硅胶假体、植入超大的假体、经脐入路)。
- 无法处理常见的术后并发症。
- 对于年龄超过35岁的女性，未能获取其术前筛查性乳房X线检查资料。

第 28 章
乳房固定术/隆乳术

Simone W. Glaus, Marissa Tenenbaum

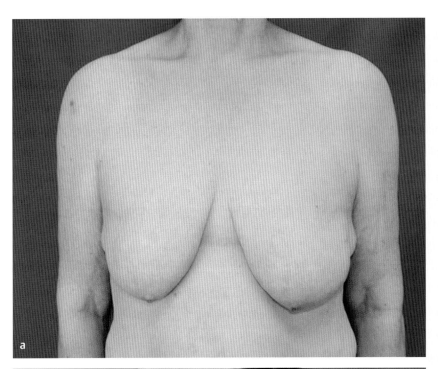

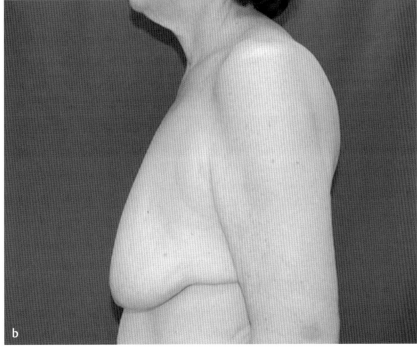

图 28.1 一名 57 岁的女性因双侧乳房下垂而就诊。

28.1 症状描述

- Ⅲ度下垂（参见 ▶ 表 26.1）：乳头低于乳房下皱襞（IMF）水平且位于乳房最低点。
- 乳房像泄了气的皮球瘪下去，皮肤相对于实质组织来说显得冗余。
- 皮肤弹性差。
- 乳房大小和乳头位置不对称。

28.2 诊断检查

28.2.1 病史

- 确定患者寻求手术的动机和主要的期望结果（提升、增大体积、改善不对称或都有）。
- 既往乳房手术史[可能会影响乳头–乳晕复合体（NAC）的血供]。
- 乳腺癌高危因素或家族史，既往的乳房 X 线检查。
  - 参见第 27 章（美国癌症协会指南）。
- 生育史和哺乳史，未来的生育计划。

28.2.2 体格检查

- 对下垂乳房的系统性评估。
  - 乳头与乳房下皱襞的关系。
    - 乳房下垂的 Regnault 分类（参见 ▶ 表 26.1）。
  - 乳房组织与乳房下皱襞的关系（垂直方向的悬垂）。
  - 乳房的整体大小和表面积。
  - 皮肤质地（弹性、厚度、纹理）和乳房实质质地。
  - 乳房和（或）胸壁是否对称。
- 关键测量值。
  - 胸骨上切迹至乳头的距离、乳头至 IMF 的距离、乳房基底宽度、上极和下极夹捏起来的厚度、向前拉伸皮肤的延展性、估算的乳房实质容积。
- 临床乳房肿块检查。

28.2.3 术前讨论

- 隆乳术对乳腺癌监测的影响。
- 潜在的并发症（如乳头感觉丧失、不对称）和相对较高的修复手术率（20%~25%）。
  - 修复费用问题。

- 盐水袋、硅胶和定型硅胶假体的破裂率和检测问题。

28.3 治疗

- 禁忌证。
  - 躯体变形障碍、不恰当的动机（例如，挽救婚姻、朋友压力）、重大乳腺疾病、胶原血管病。
- 手术方法。
  - 单纯行隆乳术：乳房扩容。
    - 将皮肤填充起来可以达到轻微的提升效果。
  - 单纯行乳房固定术：在不增加容积的情况下，提升 NAC 并进行乳房重新塑形。
  - 联合行隆乳术和乳房固定术。
    - 可以单次手术或分次手术完成（如果分次，通常先进行乳房固定术）。
    - 联合手术会增加损伤，并有较高的二次手术修复率。
- 术前标记（还要注意上面说的关键测量值）。
  - 中线、乳房中线、乳房下皱襞、乳房下皱襞切线、提升标记、乳头预设位置、乳头至中线。

28.4 隆乳（参见第 27 章）

- 切口位置（在决定过程中要考虑到将来的乳房固定术）：环乳晕、乳房下、经腋窝、经脐。
- 假体放置：腺体后、胸大肌后、"双平面"。
- 假体类型：盐水袋或硅胶（▶ 表 28.1）；光面或毛面；圆形或解剖型。

28.4.1 乳房固定术

- 手术方式。

表 28.1　盐水袋和硅胶假体的比较

	优点	缺点
盐水袋	便于调节大小	波动感
	低挛缩率	不自然的触感
	临床可观察到破裂，盐水会被吸收	
硅胶	更加自然的触感	较高挛缩率
	比盐水袋轻	较长的手术切口
	没有明显的波动感	检查破裂需要做 MRI

○ 乳晕周边切口乳房提升固定术(简单法、Benelli 法):NAC 周围可以得到有限的提升。

○ 垂直切口乳房提升固定术(Lassus 法、Lejour法、Hammond 法、Hall-Findlay 法)。

○ 倒 T 形切口乳房提升固定术(Wise 法皮肤切除、其他方法皮肤切除)。

28.4.2 隆乳术/乳房固定术

* 一般原则。

  ○ 先置入假体,再按照新乳房的体积调整皮肤。

  ○ 在进行计划的乳房固定术式前,术中使患者处于坐位,测量乳房数据并模拟术后效果。

  ○ 对于不对称的乳房,必要时,可采用不同的乳房固定术式以达到术后对称的效果。

  ○ 皮下组织浅层游离可以保证 NAC 蒂部血运,明显降低 NAC 坏死和伤口愈合困难的发生概率。注意要为 NAC 保留一个蒂部。

* 一般原则。

  ○ 无粉手套。

  ○ 围术期应用抗生素,抗生素冲洗假体腔。

  ○ 置入假体时无碰触技术。

28.5 并发症

* 隆乳术/乳房固定术联合手术的并发症发生率明显高于单一手术。

* 早期并发症。

  ○ 血肿/血清肿。

  ○ 乳头血运障碍。

    – 如果发现乳头颜色变暗要拆除缝线。

    – 可能需要取出假体。

  ○ 伤口裂开。

  ○ 气胸。

* 晚期并发症。

  ○ 感染。

  ○ 波动感和起皱。

  ○ 包膜挛缩:Baker 分类法(参见 ▶ 表 27.1)。

  ○ 假体移位、挤压变形、破裂。

  ○ 乳房不对称/乳头位置不佳。

  ○ 乳房外形不佳,包括双乳畸形(A 型和 B 型)。

* 修复的费用:知道将如何处理修复手术(例如,免费、仅手术室和麻醉费用、新手术的全部费用)。这应该在术前讨论清楚。

28.6 易错点

* 对于年龄超过 35 岁的患者,未能获取其筛查性乳房 X 线检查资料。

* 对未满 18 岁的患者使用盐水袋假体或对未满 22 岁的患者使用硅胶假体(基于 FDA 批准的初次隆乳;重建没有年龄限制)。

* 计划进行的手术可能是医生并不熟悉的手术技术。

* 同时进行隆乳术和乳房固定术时欠谨慎。

第 29 章
乳房缩小术

Louis H. Poppler, Marissa Tenenbaum

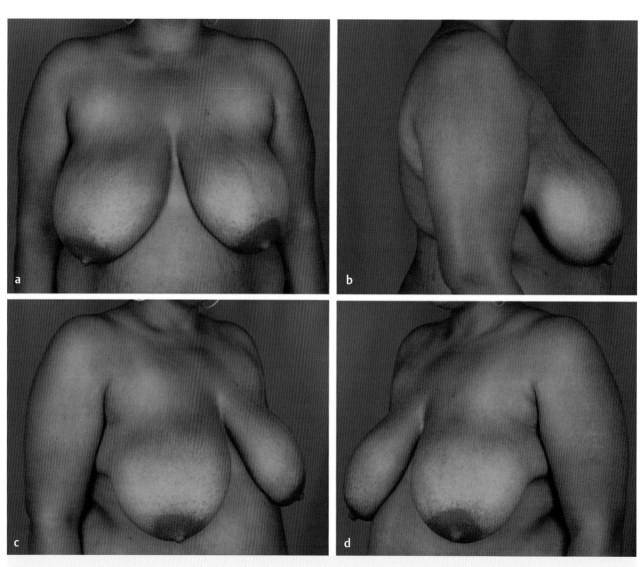

图 29.1 一名 49 岁的健康女性前来要求行乳房缩小术。她目前胸罩的尺寸为 48DD。

29.1 症状描述

- 肥胖女性,巨乳和乳房不对称。
  - 右侧乳房比左侧大。
  - 大而下垂的乳房与报告的 48DD 胸罩尺寸一致。
  - 腹部隆起。
- Ⅲ 度乳房下垂:Regnault 分类法(参见 ▶ 表 26.1)。

29.2 诊断检查

29.2.1 病史

- 年龄和症状。
  - 与乳房肥大相关的疼痛:背痛、颈部痛、肩痛。
  - 承托巨大乳房的胸罩给肩部造成的明显压痕。
  - 乳房下皱襞处皮肤破损。
- 确定期望的罩杯尺寸。
- 瘢痕史。
  - 在有增生性瘢痕/瘢痕疙瘩史的患者中可考虑限制切口。知情同意书包括对难看瘢痕处理的讨论。
  - 患者必须理解手术出现难看瘢痕的可能性。
- 哺乳潜力。
  - 保留年轻女性的哺乳潜力,即使她们不打算母乳喂养。
  - 对于未生育女性患者, 建议生育完成后再行手术,因为乳房可能会随着怀孕而发生变化。
- 肿瘤史:乳腺癌的家族史和个人病史及危险因素。
  - 对所有 35 岁及以上的女性获取术前乳房 X 线检查基线资料。

29.2.2 体格检查

- 目前乳房的大小和胸围大小;胸围越大,同一罩杯尺寸的乳房越大 (就是说,40B 的乳房比 34B 的乳房要大)。
- 多余组织所在部位(即侧面或下垂部分)。
- 皮肤质地:弹性或薄、无弹性。
- 乳房组织坚实度:有无弹性,还是已纤维化。
- 乳头大小。
  - 女性理想的乳头直径是 4~5cm,取决于乳房大小。

- 在患有巨乳症的女性中,乳头通常明显增大。
- 乳房下垂的 Regnault 分类法(参见 ▶ 表 26.1)。
  - 分类基于 NAC 相对于 IMF 的位置。
- 乳头感觉:整体和两点感觉。术后可能减弱或改善(因为感觉神经的张力减小)。
- 其他丰满的区域:外侧脂肪团或肥胖的腹部外观可能会因为缩乳术而加重。

29.2.3 影像学检查或诊断

- 如果该女性超过 40 岁,要进行乳腺癌筛查。
  - 很多专家推荐对所有超过 25 岁的女性都进行术前筛查。
  - 术前乳房 X 线检查(有指征时)和术后 3~6 个月乳房 X 线检查以建立新的基线。

29.2.4 会诊

- 对有性别识别障碍的女性,考虑精神科/心理科会诊。

29.3 治疗

- 手术方式及切口的选择(熟练掌握手术方式及术前标记方法)。
  - 短的瘢痕:在乳房比较小的女性中可行。
  - 外侧 L 形切口:仅适用于轻度乳房下垂且皮肤弹性良好的患者。
  - 标准的倒 T 形切口(Wise 术式)。
    - 最通用的术式,但是会有更大的瘢痕。
    - 可以缩减外侧和下垂的乳房组织,并为最终乳头的放置提供很大的移动性。
- 乳房蒂设计。
  - 下蒂:通用的、可靠的,传统上最常见。
    - 随着时间的推移, 乳房下极可能松弛下垂,因此,NAC 至 IMF 的距离要保持较短。
  - 双蒂:通常垂直设计。
  - 中蒂:乳头在垂直方向的提升有限。
  - 上蒂:可以保持上极的丰满。
  - 外侧蒂。
  - 乳头游离移植:适用于乳房异常大(胸骨上切迹至乳头的距离>40cm)的患者。
- 伦理考虑。
  - 减少的组织量(克)的保险文件。

○ 辅助手术(如腋窝抽脂)和保险账单。

29.4 并发症

- 血肿。
- 感染。
- 延迟愈合(通常由张力过大引起)。
- 乳房不对称。
- NAC 坏死。
  ○ 如果术中对来自蒂部的血供有担忧，则应将 NAC 移除并改为游离移植。

- 宽阔或增生性瘢痕。
- 脂肪坏死。

29.5 易错点

- 没有进行充分的术前讨论以设定期望值并确定患者偏好。
- 对乳房组织的过度切除。
- 张力过大。
- 术中未能恰当处理乳晕血运障碍，导致 NAC 的坏死。

Gwendolyn Hoben, Marissa Tenenbaum

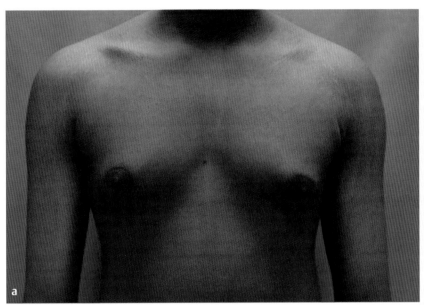

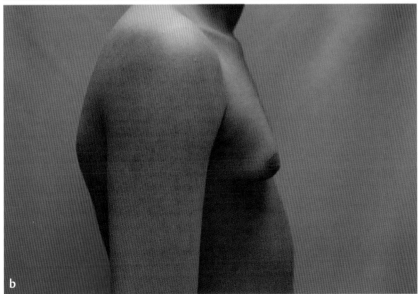

图 30.1 患者为一名 16 岁的男孩，其儿科医生 1 年前诊断其患有男性乳房发育症。

113

30.1 症状描述

- 男性患者,乳房轻度增大,双侧对称。
- 少量多余的皮肤。
- 正常的体型,没有肥胖的证据。

30.2 诊断检查

30.2.1 病史

- 乳房发育和变化的时间进程。
- 近期有无乳房疼痛、泌乳或增大。
- 是否存在睾丸肿块。
- 目前和既往的药物治疗或吸毒史(如大麻)。
  - 抗雄激素药物(螺内酯)、合成类固醇、艾滋病治疗药物、地西泮、三环类抗抑郁药、抗生素、地高辛、钙通道阻滞剂、呋塞米、利培酮。
  - 乙醇、苯丙胺、大麻、海洛因、美沙酮。

30.2.2 体格检查

- 乳房检查。
  - 考虑恶性的表现:变形、胸壁粘连固定、乳头溢液。
  - 压痛:超过70%的良性男性乳房发育症会有压痛。
  - 是否存在致密纤维组织。
  - 皮肤多余的程度。
    - 与假性女性型乳房相鉴别。
- 其他女性化特征。
- 睾丸检查。
- 甲状腺检查。

30.2.3 影像学检查或诊断

- 关于乳房检查的结果如下。
  - 影像学:乳房X线和超声检查有相同的敏感性和特异性。
  - 肿瘤外科会诊。
- 女性化特征。
  - 血清黄体生成素(LH)、尿促卵泡素(FSH)、硫酸脱氢表雄酮(DHEAS)、睾酮。
  - 肾上腺扫描、睾丸超声检查。
  - 染色体核型检查以鉴定先天性睾丸发育不全综合征(XXY)。
  - 内分泌咨询、遗传学咨询。
- 睾丸肿块。
  - 血清睾酮、DHEAS、LH、雌二醇。
  - 睾丸超声。
  - 泌尿外科会诊、内分泌科会诊。
- 甲状腺肿块。
  - 血清促甲状腺激素(TSH)。
  - 内分泌科会诊。

30.3 治疗

- 停止任何导致该病的药物治疗,治疗潜在的疾病。
- 男性乳房发育症治疗时机。
  - 12个月以内:观察。
    - 没有FDA批准的药物治疗。
  - 12个月以上:可以考虑手术治疗。
- 切除术。
  - 适用于伴有多余皮肤的纤维性病变。
  - 环乳晕切除。
  - 在乳头-乳晕复合体深面保留充足的组织以防止乳头塌陷。
- 吸脂术。
  - 适用于腺体或脂肪成分较多者。
  - 切口可以在外侧、乳房下皱襞或乳晕处。
  - 位于乳头-乳晕复合体下的纤维组织更难被清除。
    - 可联合超声技术或开放性入路。
- 超声辅助的吸脂术。
  - 可以设置更高的能量来去除更多的纤维组织。
  - 不要同时切除多余的皮肤,在后续随访中再评估以便皮肤得到最大限度的回缩。
- 病理学评估。
  - 非典型导管上皮增生的风险小于1%。
- 术后期间。
  - 塑身衣:至少穿4周。

30.4 并发症

- 乳头塌陷或"火山口"畸形:由于组织的过度切除

导致。

- 血肿/血清肿。
- 仅用吸脂术的方法导致切除不充分。

30.5　易错点

- 未能充分评估需要治疗的男性乳房发育症的潜在 病因。
- 未能评估组织的纤维性和脂肪性,以确定吸脂是否 合适。
- 未能评估皮肤是否多余,以确定是否需要切除皮 肤。

第 **7** 部分

躯干

第 **31** 章
坐骨结节压疮

Neil S. Sachanandani, Thomas H. H. Tung

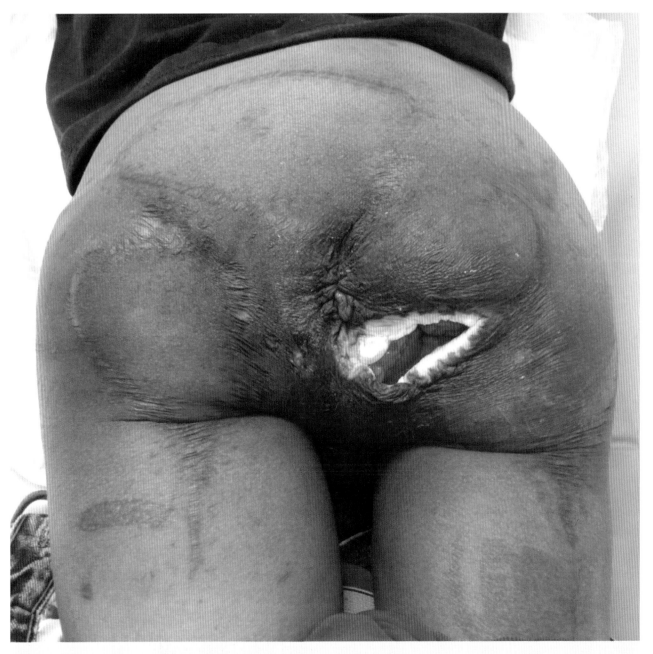

图 31.1　男性截瘫患者,35 岁,右侧坐骨结节压疮。

31.1 症状描述

- 坐骨结节Ⅳ期压疮伴骨组织外露及纤维化囊壁。

31.2 诊断检查

- 创面内为粉红色肉芽组织,较干净,并无严重感染迹象。
- 创面周边可见既往手术瘢痕,显示可能曾行股后皮瓣及臀部旋转皮瓣修复创面。

31.2.1 病史

- 高危因素:年龄、营养状况、并发症(糖尿病、血管疾病)、运动能力/活动度、脊髓损伤、肌痉挛及治疗史、控便能力(小便和大便)、吸烟史、有无滥用药物、创面张力及患者心理状态。
- 社会支持。
  - 方便治疗及持续护理。
  - 家庭环境及减压装置的应用。
- 目前创面治疗及皮肤护理方法。
- 既往创面情况及治疗干预措施。
- 现病史:创面持续时间、既往有无感染及创面大小变化。

31.2.2 体格检查

- 压疮所在位置及直径,创周软组织状况,重点行感觉功能检查。
- 有无肌痉挛、潮湿及大小便污染等易发因素。
- 感染相关迹象及依据。
- 压力性溃疡分期(▶表 31.1)。

31.2.3 影像学检查或诊断

- 实验室检查:全血细胞计数(CBC)、电解质、白蛋白/前白蛋白、糖化血红蛋白、红细胞沉降率(ESR)、C反应蛋白(CRP)。
- 磁共振成像(MRI):骨髓炎诊断的敏感性及特异性指标,表现为 T2WI 高信号,而 T1WI 低信号。
- 组织活检:慢性创面需行病理组织活检及分泌物培养。
  - MRI 提示可能为骨髓炎时,骨组织活检能进一步

表 31.1	压疮分期
分期	表现
Ⅰ	红斑期。通常位于骨突部位,该期皮肤完整,出现局部压之不褪色的红斑。
Ⅱ	部分真皮层缺失。表现无腐肉的红色或粉红色基底的开放性表浅溃疡,也可表现为表皮完整或已破损的含血清水疱。
Ⅲ	全层皮肤缺失。伤口可见皮下脂肪组织,但骨、肌腱或肌肉尚未暴露。此期也可出现瘘管或潜行隧道。
Ⅳ	全层组织缺失。表现为全层组织缺失,同时伴有骨、肌腱和肌肉暴露。另外,瘘管及窦道常见于该期。

明确诊断。

31.2.3 会诊

- 内科和营养科:进一步优化现有治疗方案。
- 物理治疗及康复科:指导患者康复治疗。
- 社工。
- 整形外科、普外科、泌尿外科:协助进行创面清创、手术修复及邻近器官组织相关手术操作。
- 传染科:指导感染创面处理及抗生素使用。

31.3 治疗

- 健康教育:对患者及家属教育是预防压疮的关键,再怎么强调也不过分。
- 优化现有治疗方案。
  - 增加营养:根据患者病情,给予补充合适热量及蛋白质饮食。
  - 控制/抑制肌痉挛(可给予巴氯芬、地西泮及丹曲林)。
  - 预防组织挛缩(物理治疗,或行肌腱切断术)。
  - 慢性长期溃疡创面需考虑有无癌变可能(Marjolin 溃疡)。
    - 可行创缘多处组织病理活检。
- 减轻或消除局部受压。
  - 定时翻身:每隔 2 小时变换一次体位以及每隔 10 分钟抬举受压部位 10 秒钟:减轻循环缺血及再灌注损伤,预防组织坏死。
  - 搬运过程中避免组织剪切力的产生。
  - 应用气垫床:局部减压垫、轮椅坐垫等。

○ 应用体压分布测量系统分析局部压力情况。
- 感染治疗。
  ○ 清除创面内坏死组织,包括坏死骨组织。
  ○ 必要时应用抗生素。

31.3.1 伤口护理

- 伤口敷料:能明显减少创面细菌含量。
  ○ 磺胺嘧啶银。
  ○ 达金消毒液(次氯酸钠为主要成分)。
    – 可用于绿脓假单胞菌感染的短期治疗。
  ○ 创面负压治疗。
- 各种生长因子的应用 [如贝卡普明 (Regranex; Healthpoint Biotherapeutics, Fort Worth, TX)]。

31.3.2 外科治疗

- Ⅰ 期和 Ⅱ 期压疮:通常只用药物治疗。
- Ⅲ 期和 Ⅳ 期压疮:该两期压疮通常需外科干预治疗,但主要适用于不太容易复发的情况。
  ○ MRI 及骨组织活检提示无骨髓炎征象者:创面换药并择期行创面修复治疗。
  ○ MRI 提示骨髓炎波及骶骨、坐骨及大转子者:宜先手术清除受损骨质,静脉应用抗生素 6 周,重组血小板源性生长因子(PDGF)应用 6 周后,再行创面修复治疗。
- 手术治疗方案制订应同时考虑后期治疗。
  ○ 压疮复发率极高,应尽可能避免复发。
  ○ 获取皮瓣应足够大,备后期再次手术治疗,行皮瓣再利用修复创面。
- 不同部位压疮皮瓣选择。
  ○ 坐骨部位压疮。
    – 股后肌筋膜 V–Y 推进皮瓣(▶ 图 31.2)。
    – 股后筋膜皮瓣(▶ 图 31.3)。
    – 阔筋膜张肌 V–Y 推进皮瓣。
    – 臀大肌旋转皮瓣。
    – 股前外侧筋膜皮瓣。
    – 股薄肌肌皮瓣。
    – 带蒂腹直肌肌皮瓣。
  ○ 骶骨部位压疮。
    – 臀大肌旋转皮瓣(▶ 图 31.4)。
    – 臀上血管为蒂的 V–Y 推进皮瓣。
    – 腰骶部皮瓣。

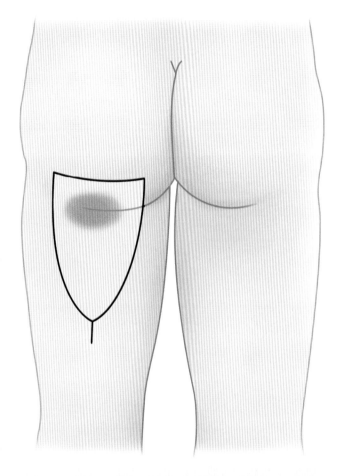

图 31.2　股后肌筋膜 V–Y 推进皮瓣。

    – 臀上动脉穿支(SGAP)皮瓣。
  ○ 大转子部位压疮。
    – 阔筋膜张肌皮瓣。
    – 股外侧肌皮瓣。
    – 臀大肌皮瓣。
    – Girdlestone 手术(股骨头颈切除术):股骨近端部分切除后股外侧肌填塞覆盖。

31.4 并发症

- 血肿/血清肿
- 伤口裂开
- 感染
- 皮瓣修复后具有较高的复发率,5 年复发率 13%~82%。
  ○ 依从性差者术后复发率极高,甚至可能再发其他部位的压疮。

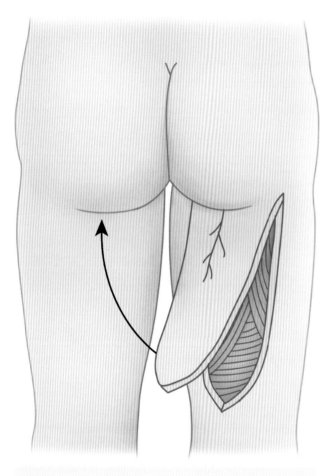

图 31.3 股后筋膜皮瓣。皮瓣以臀下动脉穿支或股后动脉穿支血管为蒂的逆行皮瓣。

○ 手术方案应为将来再次甚至多次手术留有余地：皮瓣可再次被利用，可通过旋转或推进覆盖创面。

31.5 易错点

● 创面修复前未能控制好创面细菌定植和控制感染，

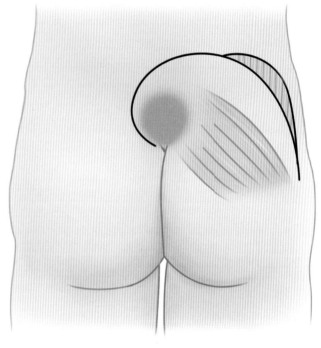

图 31.4 臀部旋转皮瓣。亦可携带筋膜或者肌肉组织。

清创也不彻底。
● 设计皮瓣面积太小，未能预见到将来压疮复发，为皮瓣再利用做准备。
● 未注意患者全身状态的调节或认识到受伤的病因。
● 对于慢性伤口，没有进行活检，或者没有考虑瘢痕癌（Marjolin 溃疡）的可能。

第 32 章

减重后体形重塑

Simone W. Glaus, Marissa Tenenbaum

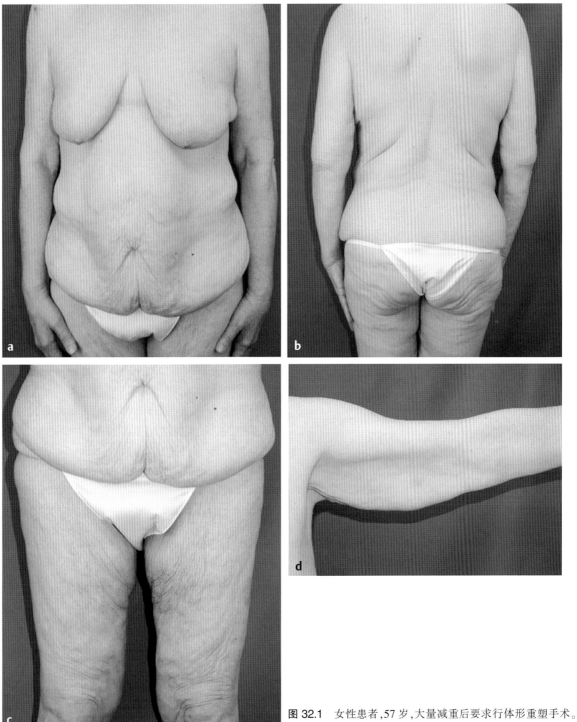

图 32.1　女性患者,57 岁,大量减重后要求行体形重塑手术。

32.1 症状描述

- 乳房。
  - Ⅲ度乳房下垂,乳房上极组织量明显减少(参见 ▶ 表 26.1)。
  - 两侧乳房轻度不对称(左侧>右侧)。
  - 可见皮纹。
- 躯干、腹部及臀部。
  - 腹腔镜切口愈合良好(肉眼不易发现)。
  - 下腹部多余脂肪组织下垂至侧腰腹部及后腰臀部。
  - 臀部下垂。
- 大腿内侧:皮肤松垂,多余组织皮肤质地变差且缺少弹性。
- 上肢:上臂内侧皮肤软组织松垂,形成"蝴蝶袖"。

32.2 诊断检查

32.2.1 病史

- 减重前及减重后体重指数。
  - BMI=体重(kg)/[身高(m)]^2。
- 肥胖分级(▶ 表 32.1)。
- 减重过程。
  - 减重时间及减重量。
    - 最终体重是否与目标体重值相差在 10%~15% 范围内。
  - 目前体重保持时间。
    - 塑形手术时机最好在体重稳定 6 个月后进行。
    - 除非为了方便减重运动的实施,可提前进行腹壁脂膜切除术或乳房缩小术。
- 减重方法,包括减重手术方式。
  - 被问诊时应该熟悉诉述过程,了解其生理过程或营养减少情况。
    - 限制进食量的手术:腹腔镜下束带式胃减容术。
    - 减少食物吸收的手术:胆胰分流±十二指肠转位术。
    - 综合性手术:Ronx-en-Y 胃旁路术。
- 目前饮食及运动习惯、营养补充方法、有无营养不良征象(比如疲劳、脱发、伤口愈合延迟及精神系统病变等)。
- 减重前后有无合并躯体性或心理性疾病。
- 影响伤口愈合的高危因素(吸烟、应用激素或其他免疫抑制类药物)。

32.2.2 体格检查

- 对患者体形、皮肤及软组织质地、软组织下垂和(或)萎缩状况进行综合评估。
- 检查有无乳房肿块。
- 检查有无腹壁瘢痕、疝气、腹腔镜切口瘢痕。
- 检查有无营养不良征象(如结膜苍白、指甲变脆、头发发干等)。

32.2.3 影像学检查或诊断

- 实验室检查:全血细胞计数(CBC)、电解质、白蛋白/前白蛋白、血清尿素氮(BUN)/肌酐、肝功能检查(LFT)、凝血酶原时间(PT)、部分凝血活酶时间(PTT)±微量元素测定(如血清铁、维生素 B_{12} 及维生素 B_1)。
- 另外根据患者体格检查结果,进行进一步相关检查;根据手术方式的不同,进行相关的术前检查及准备。

32.2.4 会诊

- 营养科:患者如存在营养不良症状,营养科可指导相关饮食。
- 血液科:既往深静脉血栓(DVT)病史,术前注意预防。

32.2.5 术前讨论

- 瘢痕。
  - 术后瘢痕明显,穿衣服仍不能遮盖。
  - "狗耳"样明显,切口不平整。
  - 术后不能达到预期效果。
- 需要解决的首要问题及手术步骤的安全性。

表 32.1　肥胖分级

级别	BMI
超重	25~30
轻度肥胖	30~35
中度肥胖	35~40
重度肥胖	40~50
超级肥胖	>50

探讨合适的手术步骤,恰当安排手术时间。

- ○ 避免垂直张力线做切口。
- ○ 单次手术时间不宜超过 6 小时。
- 潜在并发症:包括严重并发症(详见并发症部分)。
- 返修原则。
  - ○ 术后讨论相关费用及下次手术时机。
  - ○ 患者很有可能在初次手术后提出再次手术进行修整的要求。

32.3 治疗

- 目前尚无关于手术部位顺序先后的绝对要求。
  - ○ 根据患者的需求及预期量体裁衣,制订相关的方案即可。
  - ○ 例如:①首先进行躯干、腹部、臀部及大腿外侧的手术;②其次进行上胸背部、乳房及上臂的手术;③然后进行大腿内侧的手术;④最后进行面部的手术。
- 不同阶段手术之间最少需要间隔 3~6 个月的时间。
  - ○ 躯干、臀部、大腿外侧和大腿内侧的手术之间需要间隔 6~12 个月的时间。
- 术中注意事项。
  - ○ DVT 的预防(可使用间歇充气压力治疗仪及术后口服抗凝药物)。
  - ○ 体位(受压部位使用防压贴,膝盖下方垫枕头,尽量避免肌张力过高或过于松弛)。
  - ○ 体温监测(可使用输液恒温装置、保温毯)。
  - ○ 循环系统监测(监测血压,留置尿管监测尿量)。

32.3.1 手术步骤(经典手术方式、标记方法及各部位手术方法)

- 躯干、腹部、臀部及大腿外侧。
  - ○ 常用手术方式为纵向切口腹壁成形术(参见第 38 章)、腰腹部环形脂肪切除术、下腹部提升术。
  - ○ 手术应统一整体设计,术前标记宜在患者站立位进行。
  - ○ 切口设计应隐秘,穿衣可遮挡(如比基尼线内)。
  - ○ 通常手术切口位于躯干前面或侧面。
- 上胸背部、乳房及上臂。
  - ○ 上胸背部整形:直接切除松弛皮肤软组织即可。
  - ○ 乳房整形:乳房固定术±隆乳术(参见第 28 章)、

乳房缩小术(参见第 29 章)。

- – 大量减重后乳房松垂明显,常超出原有界限范围(如外侧边缘及乳房下皱襞),需予以恢复。
- – 传统技术还存在许多不足。通常,对乳房腺体组织的处理较单纯切除多余的皮肤组织而言能获得更好且持久的手术效果 (如真皮层悬挂、自体组织利用等)。
- – 鉴于乳房皮肤组织松垂、弹性下降等特点,隆乳体积建议保守一些,不宜过大。
- 上臂整形:分直接手术切除整形及一期脂肪抽吸+二期手术切除整形两种方式。
  - ○ 上臂组织松垂量过大者,往往通过腋窝延伸至侧胸壁,手术时同样应予以切除修整。
  - ○ 腋窝切口设计应避免术后线性挛缩性瘢痕的产生(如在腋窝处行 Z 成形术)(▶图 32.2)。
- 大腿内侧整形。
  - ○ 纵向切口大腿内侧提升术(明显优于横行切口)

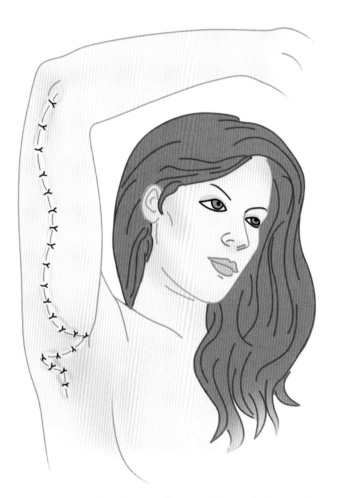

图 32.2　上臂整形手术切口示意图。

±脂肪抽吸治疗。

- ○ 既往 DVT 病史或存在淋巴水肿患者不宜实施该手术。
- ○ 避免损伤股三角的隐静脉和淋巴管。
- ○ 将组织缝合固定于深筋膜层 (Colles 筋膜)。
- ○ 避免横向瘢痕技术,以减少向阴唇延展的风险。
- 面部整形 (参见第 15 章及第 16 章):改良面部除皱术。
  - ○ 皮肤松弛度超过 SMAS。
  - ○ 比起 SMAS 提升,需要更多的皮肤收紧。

32.4 并发症

- 一般并发症:血肿、血清肿、切口不愈合、皮肤组织坏死、感染;皮肤仍有松弛或一年内再次出现皮肤松弛,需要再次手术治疗。
- 严重并发症。
  - ○ DVT、肺动脉栓塞:这是一个很严重的安全性问题。
    - 采取适当预防措施。
    - 早期识别与诊断。
    - 治疗 (如应用抗凝药物、安置血栓过滤网)。
  - ○ 淋巴引流障碍、向阴唇延展:常见于大腿内侧皮

肤提升术。

- ○ 神经损伤。
  - 上肢整形术可能会造成尺神经及前臂内侧皮神经损伤。
  - 腹壁整形可能会造成大腿外侧皮神经损伤。
- ○ 过度切除。如果可以的话,在确定切除前要仔细测量设计,避免切除组织过多。
  - 可予临时敷料 (如封闭式负压引流),待组织水肿消退再予缝合。
  - 在组织延展松弛到可以再次切除前,可先予以植皮。

32.5 易错点

- 安全性是关键问题。
  - ○ 避免不安全的操作。
  - ○ 缺乏 DVT 的预防措施,手术时间过长 (>6 小时)。
- 不适当的患者选择 (如患者体重不稳定,或者存在营养不良症状)。
- 对所提出的手术技术不能进行充分讨论。
  - ○ 准备好对所提出的所有手术技术的手术标记、体位及手术步骤进行充分讨论。

第 33 章

大面积吸脂

Justin B. Cohen, Terence M. Myckatyn

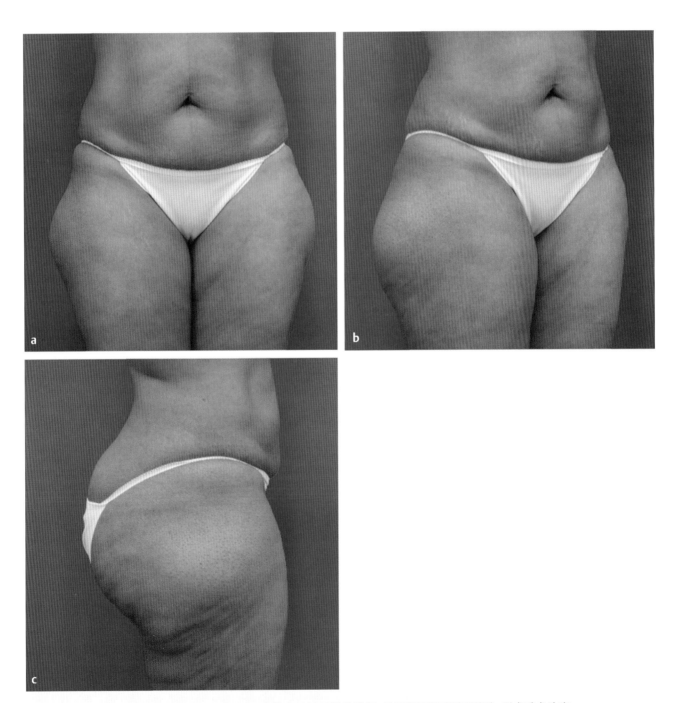

图 33.1 女性患者,41 岁,因双大腿大转子区脂肪堆积,呈马裤腿样畸形而就诊,要求手术治疗。

33.1 症状描述

- 两侧大腿外上方,即大转子区,可见明显多余脂肪组织,呈马裤腿样。
- 躯干部同样可见松垂多余皮肤及脂肪组织。

33.2 诊断检查

33.2.1 病史

- 体重稳定性。
- 有无合并其他疾病。
- 患者的担忧、期望和治疗目标。

33.2.2 体格检查

- 对脂肪堆积部位的外形、组织对称性、脂肪代谢障碍等进行评估。
- 评估皮肤的质量和状态(厚度及组织弹性):捏夹试验。
- 检查有无疝气和腹直肌分离。

33.3 治疗

- 脂肪抽吸(吸脂)是一种塑形方法。
  - 最好是在具有一定厚度和弹性的皮肤及其内部脂肪轮廓不规则的区域实施吸脂。
  - 不能解决橘皮组织或肥胖问题。
  - 不能去除皮肤。
- 术前标记宜在患者站立位进行,然后根据实际情况标出可实施手术部位及面积、不对称部位,术中注意调整。
- 吸脂目标主要为深层脂肪,在不同层面制造隧道进行抽吸,使皮下形成海绵或蜂窝状结构。
- 湿性技术(▶表33.1)。
  - 将利多卡因、肾上腺素及碳酸氢钠加入生理盐水或者林格液中进行配比。
  - 可以麻醉和止血。
  - 利多卡因最大用量:35mg/kg。
- 吸脂方法。
  - 负压吸脂术(SAL):传统吸脂方式。

表33.1 负压吸脂湿性技术		
技术	浸润液用量	失血量(%)
干性技术	无	20~45
湿性技术	200~300mL/单位面积	4~30
超湿性技术	1:1 等同于抽吸组织体积	1
肿胀液	2~3 倍于抽吸组织体积(或者至皮肤组织发硬)	1

  - 动力吸脂术(PAL):原理是通过气体或动力驱动位于手柄内的振动发生器,模拟人手抽送吸管的动作。
  - 超声辅助吸脂术(UAL):原理是在传统吸脂操作之前,利用超声对脂肪组织进行乳化,从而减少对血管、神经组织损伤,也使吸脂省力。
    - 适用于纤维组织较多的部位:臀部、腰部及男性发育乳房等。
    - 注意避免皮肤热损伤。
  - 激光辅助吸脂术(LAL)。
- 大量抽脂体液管理(关键的安全问题)。
  - 术前纠正患者体液不足情况。
  - 选用超湿性技术或局部肿胀技术。
  - 组织抽吸量大于5L时,可予静脉输液(IVF)补充部分液体,需补充 1/4 的抽吸量。
  - 根据患者的临床表现(如尿量、生命体征)调节液体滴注速度。
  - 维持术中液体比率:(IVF+注射肿胀液量)/抽吸组织量=1.2。
  - 早期技术(Pitman):IVF+注射肿胀液量=2×抽吸组织量。
  - 25%~30%的输液量在脂肪抽吸过程中被排出体外。
- 大面积脂肪抽吸(≥4~5L)最好在能采取紧急救护的医院或者机构进行。
  - 应用 Foley 导尿管密切监测生命体征、循环系统,并且术后当日留院观察。
  - 术中、术后注意保暖,避免低体温。
  - 肿胀液用量较大时,不宜增加利多卡因总量,适当予以稀释即可。
- DVT 的预防。
  - 物理治疗:间隙充气压力治疗仪。

○ 术后当日适当活动。

○ 一般不推荐常规应用抗凝药物。

● 术后护理。

○ 早期下床活动。

○ 术后穿戴弹力衣 4~6 周。

33.4 并发症

● 大面积瘀血、瘀斑、血肿,或血管损伤导致大量出血。

● 脂肪栓塞、DVT 或动脉栓塞。

● 体液转移、肺水肿。

● 利多卡因中毒。

● 血清肿。

● 皮肤组织坏死。

● 热损伤(UAL)。

● 术后外形不佳,皮肤凹凸不平,不对称。

● 皮肤长期感觉异常。

● 感染。

● 腹部脏器穿孔。

33.5 易错点

● 利多卡因中毒(用量>35mg/kg)。

● 术中及术后未密切监测生命体征及循环系统。

● 大面积脂肪抽吸患者未住院观察。

● 行 UAL 时未密切监测患者皮温变化,导致热损伤。

● 在已经包括其他手术的广泛重建基础上又联合了大面积抽脂,导致手术时间过长。

第 **34** 章
腹壁缺损

Michael J. Franco, Ida K. Fox

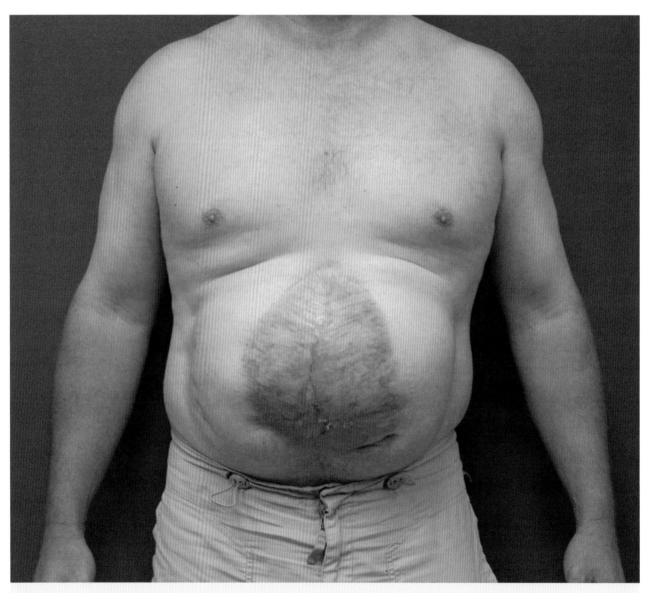

图 34.1　男性患者,55 岁,既往行剖腹探查后出现腹壁疝,曾行手术并予补片修复,现再次复发。

34.1 症状描述

- 腹壁中线巨大疝,可见皮肤深面肌筋膜缺损。
- 腹直肌分离向两侧移位。
- 未见明显器官嵌顿征象。

34.2 诊断检查

34.2.1 病史

- 病因:分为先天性、术后继发性、创伤性及腹壁肿瘤广泛切除术后四种。
- 现病史:病情发展过程及相关治疗。
- 营养状况。
- 吸烟史。
- 有无应用激素或免疫抑制药物。

34.2.2 体格检查

- BMI:体重(kg)/[身高(m)]²。
- 腹壁缺损描述。
  - 腹壁缺损位置。
    - 中央或侧腹部。
    - 上腹部、中腹部或下腹部。
  - 组织缺损。
    - 皮肤及皮下组织缺损。
    - 肌筋膜层组织缺损。
    - 全层缺损。
  - 缺损面积。
  - 周边软组织状况。
  - 已存在的切口情况。
  - 有无合并其他疾病(糖尿病、自身免疫性疾病、冠心病等)。

34.2.3 影像学检查或诊断

- 腹部 CT 扫描对比成像可清晰显示腹壁缺损程度、相关解剖结构和其他情况(如肠粘连、腹腔内脓肿)。
- 当合并呼吸系统疾病时,或者由于腹壁缺损导致呼吸功能受限时,宜行肺功能检查。

34.2.4 会诊

- 普外科。
  - 请普外科联合进行手术,切除肠表面的皮肤,松解粘连,修复初始过程中的医源性肠损伤,从而获得重建通道。

34.3 治疗

- 术前准备包括减重、禁烟、改善全身营养状况。
- 最好在创伤或术后 6 个月再行腹壁缺损修复,届时局部炎症反应及组织水肿状况将降到最低。

34.3.1 手术方式的选择

- 根据腹壁缺损的位置、缺损大小及缺损的软组织情况,选择不同的手术方式。
- 皮肤及皮下组织缺损。
  - 一期修复。
  - 局部组织转移修复。
  - 皮片移植。
  - 对于较大的缺损, 可以进行创周软组织扩张,对缺损行皮片移植可以作为临时的修复措施。
- 肌筋膜层组织缺损。
  - 一期修复:仅适用于缺损较小,且周边皮肤组织较松弛者。
  - 用于修复肌筋膜层缺损,表面覆盖皮瓣组织的补片材料。
    - 聚丙烯补片(不可吸收)。
    - 脱细胞真皮基质(生物材料)。
  - 组织结构分离技术:适用于腹壁中央达 20cm 的腹壁缺损覆盖(▶图 34.2 和 ▶图 34.3)。
    - 切开疝囊,并从腹壁分离。
    - 在腹直肌前鞘和腹外斜肌腱膜的表面掀起皮瓣,达腋前线,保留皮肤组织内穿支血管,保证血运。
    - 沿半月线外侧约 1cm 纵行切开腹外斜肌腱膜(从肋缘至腹股沟韧带),在腹外斜肌和腹内斜肌腱膜间的无血管平面进行分离,至腋中线平面。
    - 如果切开两侧半月线仍未能获得满意的肌瓣

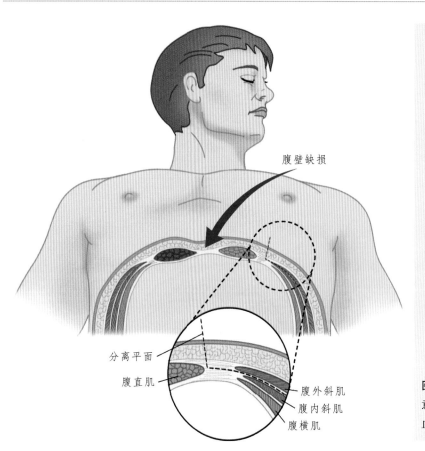

腹壁缺损

分离平面
腹直肌

腹外斜肌
腹内斜肌
腹横肌

图 34.2 组织结构分离技术分离平面示意图。在腹外斜肌和腹内斜肌腱膜间的无血管平面进行分离,至腋后线平面。

进行关腹,可以自腹白线后的腹膜向两侧分离,纵行切开腹直肌后鞘,使腹直肌展平向内侧牵拉覆盖。

○ 皮肤软组织扩张术。
  – 不是任何情况都可以进行组织结构分离(如侧腹部缺损)。
  – 扩张器可植入腹外斜肌及腹内斜肌之间。
● 全层组织缺损。
  ○ 一期修复:仅适用于缺损面积较小和组织松弛者。
  ○ 带蒂皮瓣修复。
    – 腹直肌:上蒂型皮瓣(上腹部缺损)或下蒂型皮瓣(下腹部缺损)。
    – 腹外斜肌皮瓣:适用于腹部上 2/3 的缺损。
    – 背阔肌皮瓣:适用于侧腹部上 2/3 的缺损。
    – 阔筋膜张肌皮瓣:适用于腹部下 2/3 的缺损。
    – 股直肌皮瓣:适用于腹部下 2/3 的缺损。
  ○ 游离皮瓣:适用于巨大面积缺损的修复(如,阔筋膜张肌、背阔肌)。
    – 最常用的受区血管:腹壁上动脉、腹壁下动脉深支血管、旋髂深血管、胸廓内血管和大隐静脉。

● 术中麻醉监测提示呼吸道压力增加时,建议使用补片加强腹壁,不可直接盲目关腹。
● 对于曾行腹部放疗患者,修复组织宜选用未受辐射的组织(远位皮瓣或游离皮瓣)。

34.4 并发症

● 切口感染。
● 切口愈合延迟。
● 切口裂开。
● 复发。

34.5 易错点

● 术前患者的身体状态未达到最佳。
● 复发的危险因素未能消除(如,减重、禁烟或其他)。
● 手术方式选择不当。
● 未能充分预防并发症(如,肠穿孔)。
● 未在术前评估疝气。
● 术中根据情况需改变手术方式时,术前未预估备选方案。

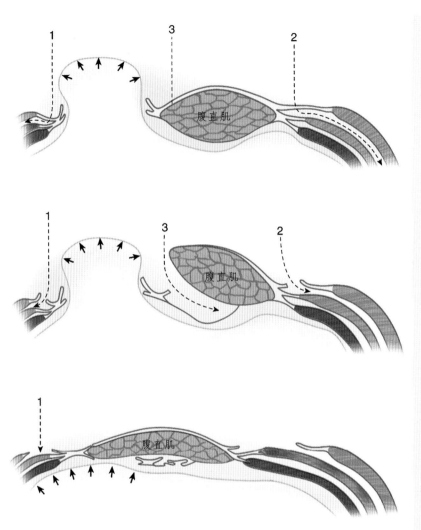

图 34.3　组织结构分离技术。自腹白线稍外侧切开腹外腱膜,并于腹内斜肌浅面游离(虚线 1 和 3)。切开腹直肌后鞘(虚线 3),最后将肌筋膜组织瓣向内侧牵拉覆盖腹壁缺损。

第 35 章
胸骨伤口感染

Louis H. Poppler, Thomas H. H. Tung

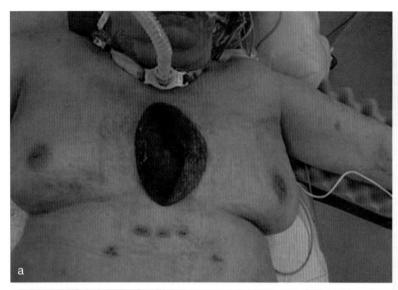

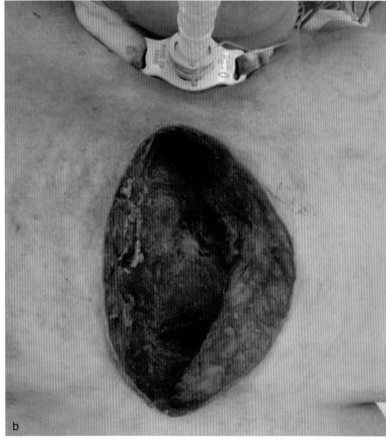

图 35.1　女性患者，67 岁，三支冠状动脉病变并行搭桥手术（使用了左侧内乳动脉及同侧大隐静脉），术后伤口裂开并发胸骨感染，术中请求会诊。

35.1 症状描述

- 伤口位于患者胸壁正中,范围约 15cm×8cm。
- 胸骨边缘及纵隔外露,但未见明显流脓情况及组织广泛坏死情况。
- 移植血管未见外露。

35.2 诊断检查

35.2.1 病史

- 病因:胸骨伤口感染(正中胸骨切开术后)、肿瘤切除、放射性损伤(放射性溃疡、放射性骨坏死)。
- 伤口裂开持续的时间。
- 伤口护理情况。
- 相关疾病:呼吸功能不全、败血症、心脏疾病。
- 回顾以前的手术情况(如,所移植的血管、切除的肋骨等)。

35.2.2 体格检查

- 生命体征:患者状况是否平稳?
- 缺损的面积与深度。
- 感染或坏死组织的存在。
- 是否存在移植组织、血管设备或纵隔外露的情况。
- 之前的手术遗留在胸部或腹部的瘢痕情况。
- 是否存在先天性畸形:Poland 综合征、漏斗胸或鸡胸等。

35.2.3 影像学检查或诊断

- 胸部 X 线检查:了解胸骨有无钢丝残留及肺部情况。
- CT 扫描:如患者出现持续发热及败血症征象,需要 CT 检查评估是否存在深部脓肿。
- MRI:对于评估慢性胸骨外露患者的感染和(或)骨髓炎程度是最有用的影像学检查方式。
- 血管造影:有助于分析相关血管的畅通程度。

35.3 治疗

35.3.1 目标

- 清除所有坏死的组织,以获得清洁的伤口。

- 恢复局部的结构和稳定性。
- 保护重要结构和提供坚实、持久的覆盖。
- 消灭无效腔。
- 术后获得可接受的外观。

35.3.2 治疗阶段及策略

- 急性期:术后第 1 周。
  - 胸骨不稳定、渗出较多、伤口裂开。
  - 回到手术室行二期手术,充分引流,清除坏死组织至正常的骨质。如果有健康的骨质存在,可以收紧或重新缝扎胸骨钢丝。如果没有健康骨质,则应拆除钢丝,用血运佳的组织覆盖(如,双侧胸大肌瓣)。
- 亚急性期:一期手术后第 2~4 周。
  - 脓性纵隔炎、发烧/败血症、白细胞增多。
  - 在床边或在手术室对伤口充分减压引流。加强局部伤口护理[伤口换药或负压引流(VAC)]。
  - 待伤口情况控制后,回到手术室再次手术,清除暴露的软骨和胸骨至健康组织,通过皮瓣覆盖伤口。
- 慢性期:首次手术第 4 周后。
  - 伤口出现慢性骨髓炎及难愈性的窦道。
  - 彻底清创和清除异物。加强局部伤口护理[伤口换药或负压引流(VAC)]。
  - 一旦伤口清洁后,使用皮瓣覆盖。
  - 长期静脉注射抗生素抗感染治疗。

35.3.3 修复皮瓣的选择

- 胸大肌皮瓣。
  - 胸骨覆盖的主要皮瓣,可以在肱骨附着点切开使其获得额外的长度。
  - 可以选择以胸肩峰动脉为蒂的肌瓣,或者以内乳动脉为蒂的肌瓣或者肌皮瓣。
  - 选用两侧的皮瓣缝合可以增加胸骨的稳定性。
  - 以胸肩峰动脉为蒂的皮瓣可能难以覆盖下段胸骨,当内乳动脉没有损伤时则可以内乳动脉为蒂的反转皮瓣覆盖下段胸骨。
- 网膜瓣。
  - 以左侧或右侧(选择优势侧血管)胃网膜动脉为蒂。
  - 可通过肋弓下缘的胸腔或横膈膜的隧道到达胸

骨区。

○ 网膜瓣对于下段胸骨及外露的移植血管都能提供很好的覆盖,但需要增加腹部的切口。

• 腹直肌皮瓣。
○ 可以选择肌瓣或肌皮瓣[纵行腹直肌肌皮瓣(VRAM)]。
○ 能很好地覆盖下端胸骨。
○ 当双侧的内乳动脉(IMA)和网膜瓣都不能使用时,可考虑选择以胸大肌联合腹壁下动脉深支(DIEA)为蒂的双蒂皮瓣。

• 背阔肌皮瓣。
○ 带蒂皮瓣可用来覆盖较小的创面。
○ 作为游离皮瓣,其可以覆盖较大的创面。

35.4 并发症

• 血肿。
○ 通常是由于早期使用抗凝药引起的。

○ 有适应证时,可输注浓缩血小板或新鲜血浆来矫正。
○ 通常需要手术清除血肿。

• 血清肿。
○ 可通过充分引流来改善。

• 感染。
○ 通常由于伤口清创不充分或伤口准备不佳引起。
○ 加强伤口减压及局部伤口护理。

• 皮瓣坏死。
○ 需要确保皮瓣主要血管前次手术中未受损伤。
○ 可能需要转移另一皮瓣覆盖。

35.5 易错点

• 外血管移植物没有得到充分的覆盖。
• 坏死或感染的组织没有彻底清除。
• 皮瓣的血供未能确保。
• 没有放置引流或者过早拔出引流。

第 36 章

胸壁缺损

Gwendolyn Hoben, Ida K.Fox

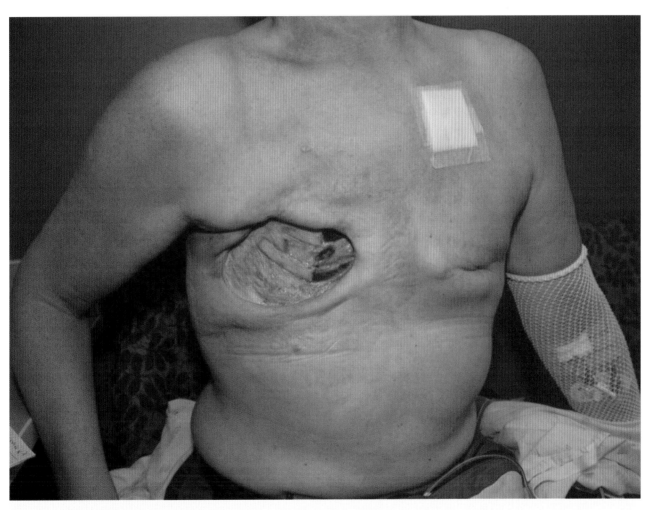

图 36.1 女性患者,46 岁,右侧乳腺癌病史并行放射治疗,因右侧胸部开放性伤口且多根肋骨外露而就诊。

36.1 症状描述

- 胸壁大面积缺损,包括胸大肌下部、前锯肌外侧部及第 4 和第 5 肋骨。
- 明显骨髓炎表现(肋骨外露及明显坏死)。
- 伤口两侧组织尚健康。
- 左侧胸壁可见乳腺切除手术后瘢痕。

36.2 诊断检查

36.2.1 病史

- 冠心病。
  - 冠状动脉搭桥病史:内乳动脉很可能已被取用。
- 肺部疾病[慢性阻塞性肺病(COPD)、哮喘]:如不重建骨性胸壁有增加呼吸衰竭的危险。
- 胸部、背部、腹部手术史或外伤史:特定皮瓣可能存在潜在损伤。
- 其他相关疾病。
- 吸烟史。
- 营养状况。
- 胸壁受伤或胸壁畸形的病因学。
  - 创伤性、肿瘤性、感染性、放射性、先天性等因素。
  - 如果是肿瘤引起的,良性或者恶性:是否曾行(或准备进行)放射治疗。

36.2.2 体格检查

- 评估缺损或肿块情况:部位、深度、固定或者移动度。
- 属区淋巴结检查。
- 评估缺损处肌肉受累的情况:如胸大肌是否受累?
- 检查腹部,确定是否有疝、腹直肌分离的情况。
- 评估背部肌肉及软组织的松紧度。
- 检查胸壁、背部或腹部的手术瘢痕。

36.2.3 影像学检查或诊断

- CT 检查了解肿块、伤口或畸形的情况,了解有无组织结构的受累或缺失。
- 如对局部的血管解剖情况不确定,可进行血管造影检查(或 MRA 或 CTA 检查)。
- 当缺损较小时,可行肺功能测试,判断缺损是否影响呼吸功能,以决定是否需要重建。

36.2.4 会诊

- 进行胸壁清创或重建时可邀请心脏外科或胸外科医生协助。

36.3 治疗

- 完全切除或清除所有肿瘤、失活组织和感染组织。
- 需要重建胸壁皮下结构及层次,包括:胸膜腔、骨性胸壁结构及软组织。
- 用软组织填塞胸廓内的无效腔(通过带蒂肌瓣或者网膜瓣穿过胸部隧道填塞覆盖)。
  - 可选择的皮瓣包括:背阔肌、胸大肌、前锯肌、腹直肌、网膜瓣等。
  - 进行皮瓣转移,可能要在胸壁做新的切口,以保证皮瓣的血管蒂不被卡压或扭转。
- 骨骼缺损重建。
  - 连续 4 根或者以上肋骨受累时往往需要进行骨性支撑修复。
    - 如伴有严重的肺部疾患,即使是较小的胸壁缺损也可能需要重建骨性结构。
    - 但当放射治疗导致胸壁局部纤维化严重(胸壁硬度足够及没有反常呼吸运动)时或骨性结构缺损位于肩胛骨下方时,即使缺损面积较大,也不需要重建骨性结构。
  - 重建方案选择。
    - 自体组织修复:胸大肌、背阔肌、腹直肌、前锯肌、网膜瓣。
    - 异体材料修复:网片[聚丙烯、膨体聚四氟乙烯(ePTFE)]、异丁烯酸甲酯材料、骨移植。
    - 部分肋骨、髂骨或腓骨移植。
    - 硬质材料,如金属材料等。
- 软组织覆盖。
  - 局部皮瓣或游离皮瓣。
  - 背阔肌皮瓣。
    - 覆盖范围可到达对侧的腋窝。
    - 如胸背动脉血管蒂受损,可选择以胸外侧动脉的前锯肌分支为蒂。
    - 胸廓切开术时背阔肌可能受到损伤。
  - 前锯肌皮瓣。

– 适用于前、后胸壁的覆盖。

– 游离整块前锯肌有导致肩胛骨上翘的风险。

– 如进行过胸廓切开术,前锯肌很可能受损伤。

○ 胸大肌皮瓣。

– 可用于前上胸壁的覆盖。

– 以内乳动脉或者胸肩峰动脉的胸廓分支为蒂。

– 冠状动脉搭桥手术(由于使用了内乳动脉)会在一定程度上限制胸大肌瓣的使用。

○ 网膜瓣。

– 可用于外露心包的覆盖。

– 由于需要进入腹腔,有疝形成的风险。

– 由于远离缺损区域以及局部皮瓣,可作为极好的后备修复方案。

○ 腹直肌皮瓣。

– 适用于前胸壁的覆盖。

– 如内乳动脉受损伤,可以第 8 肋间动脉为蒂。

36.4 并发症

• 连枷胸:通过充分的骨性胸壁重建和胸壁稳定性来避免。

• 网片感染:需要清除感染的网片。

○ 局部的炎症反应可能导致金属材料及网片的金属稳定性损坏或者网片需要更换。如缺损局部有明显的感染情况,尽量避免使用非生物性的修复材料。

• 血肿/血清肿:需要立刻引流。

• 供区并发症:疝、瘢痕、挛缩、伤口裂开、血肿/血清肿。

36.5 易错点

• 未能通过 CT 检查明确缺损处的病变淋巴结,未发现疾病进展而未及时进行原有伤口的扩大切除。

• 未充分评估患者的心脏病史且确定内乳动脉是否完好无损。

• 未能正确评估骨性胸壁重建的必要性。

第 **37** 章

会阴重建

Noopur Gangopadhyay, Ida K.Fox

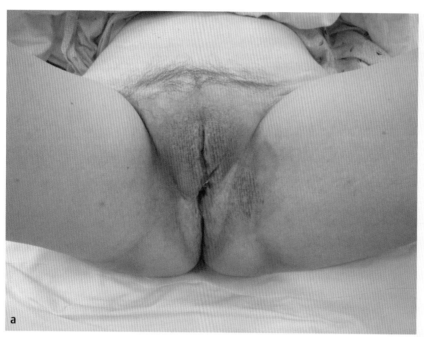

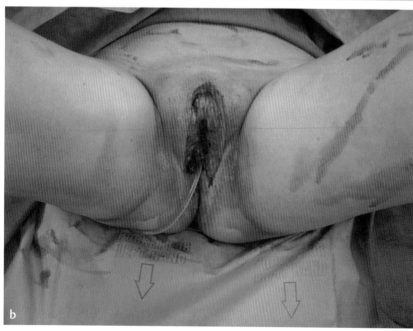

图 37.1 (a~b)女性患者,44 岁,复发性会阴癌行广泛切除后,需要进行重建。

37.1 症状描述

- 广泛切除的会阴包括了阴阜、外阴及阴蒂。
- 切除区域延伸至尿道及阴道口。

37.2 诊断检查

37.2.1 病史

- 个人或家庭的癌症病史。
- 之前是否进行过放疗治疗或照射。
- 有否尿失禁的病史。

37.2.2 体格检查

- 评估手术的缺损程度,根据阴道部分(前部、后部、外侧部或者上 2/3)或全部缺损分类。
- 评估无效腔、疝、瘘管、感染、缺血组织、区域淋巴结侵犯情况;检查腹部及下肢,评估可能的修复方法。
- 评估周围组织的放射性反应。

37.2.3 影像学检查或诊断

- 评估患者血清转铁蛋白、白蛋白、前白蛋白水平。
- CT 检查判断盆腔内是否存在肿瘤转移结节。
- 正电子发射断层扫描(PET)对于发现细小的转移灶具有敏感性。

37.2.4 会诊

- 如需要进行广泛的盆腔淋巴结清扫,可请求肿瘤外科协助。
- 请放疗科医生会诊,协助评估术后或术中的放射治疗,包括肿瘤切除时的近距离放射治疗导管的放置。
- 请肿瘤内科医生会诊,评估是否需要辅助化疗。

37.3 治疗

37.3.1 治疗目标

- 促进伤口快速愈合。
- 消灭盆腔无效腔以及修复盆底。

- 恢复正常的性功能及外观。

37.3.2 修复方案

- 纵行腹直肌皮瓣(VRAM)。
  - 使用腹部正中切口。
  - 沿伤口边缘将皮瓣插入,覆盖阴道前壁或后壁的缺损。
  - 可缝合成管状重建阴道。
  - 以腹壁下动脉为蒂。
- 股薄肌肌皮瓣。
  - 术前检查股动脉搏动情况以确定血管蒂(旋股内侧动脉)有充足的血流。
  - 如肿瘤切除时不需要剖腹探查,该皮瓣能应用于阴道重建。
  - 可考虑使用双侧的股薄肌肌皮瓣以修复巨大的缺损及阴道重建。
- 阴股沟皮瓣(改良新加坡皮瓣)(▶图 37.2)。
  - 适用于阴道前壁或外侧壁缺损的修复。
  - 当考虑术后局部感觉时更为有用。
  - 可以选用单侧或者双侧。
  - 供应血管包括阴唇后动脉及阴部神经的阴唇分支。
- 大腿皮瓣(▶图 37.3)。
  - 适用局限于会阴的缺损。
  - 能设计成前侧、后侧、外侧及内侧皮瓣。
    - 以后侧皮瓣最常用。
  - 组织量不足以修复较大的缺损。
  - 肥胖患者皮瓣转移较困难。

37.4 并发症

- 局部压迫能导致皮瓣部分坏死、伤口裂开以及伤口延迟愈合。
- 术区血清肿形成。
- 皮瓣转移过程中蒂部扭转导致皮瓣静脉回流障碍。
- 股薄肌皮瓣远端 1/3 部分血运可能不可靠。
- 如曾行局部放射治疗则不应优先考虑阴股沟皮瓣。

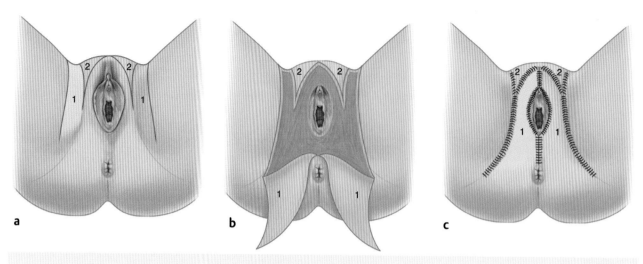

图 37.2　阴股沟皮瓣。

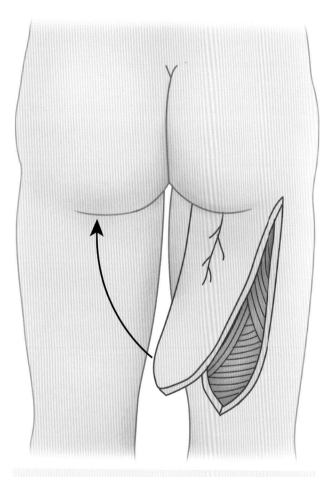

图 37.3　大腿皮瓣。

37.5　易错点

- 切除后,会阴口缺损腔隙软组织填塞不够充分。
- 术前没有与患者讨论术后的性功能要求（阴道重建、局部感觉及其他）。
- 没有考虑到腹部、下肢的手术瘢痕可能会损伤到皮瓣的血管蒂。
- 在做过放疗的会阴区域企图采用植皮修复,失败率高。

第 **38** 章

腹壁整形

Elizabeth B.Odom, Terence M. Myckatyn

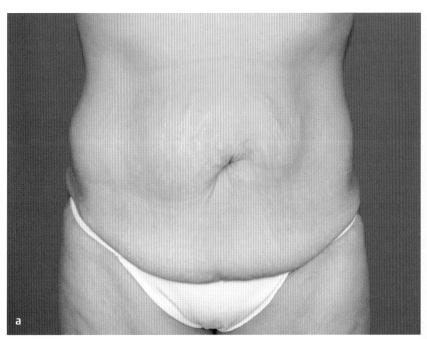

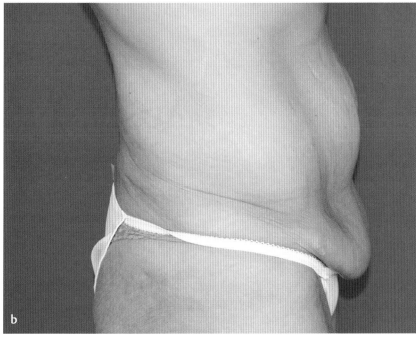

图 38.1 女性患者,39 岁,生育两胎后体重减轻 40 磅,腹部明显松弛,存在多余的皮肤、皮下组织及妊娠纹。

38.1 症状描述

- 多余皮肤及皮下组织位于中腹部。
- 腹壁肌肉松弛(与怀孕及体重减轻一致)。
- 腰部两侧局部脂肪堆积。

38.2 诊断检查

38.2.1 病史

- 评估患者是否适合进行腹壁整形手术、能否耐受全麻、深静脉血栓(DVT)的风险因素以及伤口愈合的问题。
- 腹部手术史(包括腹腔镜手术)。
- 详细了解怀孕时期情况，评估对腹部情况的影响。了解患者未来是否有再怀孕的打算。
- 了解体重变化的情况:患者达到理想体重并且体重稳定或波动不超过 10 磅，维持 3 个月后再考虑手术。
- 了解是否存在心脏病史、外周血管疾病病史、糖尿病病史，有否使用激素以及结缔组织病史。
- 吸烟史:如果有，必须戒烟 6 周以上才能进行手术。
- 有否 DVT 或肺栓塞病史(PE)。

38.2.2 体格检查

- 分别在站立位、坐位以及仰卧位检查多余皮肤及软组织。
- 详细记录有否腹壁疝、腹直肌分离或腹部不对称的情况。
- 标记及记录所有腹部瘢痕的位置及大小。
  - 详细了解腹部的血供是非常必要的。

38.2.3 影像学检查或诊断

- 术前检查应当包括:全血细胞计数(CBC)、基础代谢功能检测组合、凝血酶原时间(PT)/国际标准化比值(INR)、活化部分凝血活酶时间(aPTT)。
- 检测尿 β-HCG 的水平以确定没有怀孕。
- 检测白蛋白或者前白蛋白的水平，以评估患者营养状况(特别是体重减轻的患者)。
- 如已建议患者戒烟，可检测尿的尼古丁水平以了解患者是否已经戒烟。

38.2.4 会诊

- 如体检发现存在腹壁缺损或腹壁疝形成，应请普外科医生会诊，以便术中提供协助。

38.3 治疗

38.3.1 手术前管理

- 术前戒烟 6 周。
- 如患者有糖尿病，应当严格控制血糖。确定体重变化正常以及纠正营养不良的状况。
- 术前标记手术切口。
  - 尽量将手术切口隐藏在衣服能遮盖的部位(比基尼线)。
  - 切口应于耻骨水平向两侧斜向上延伸，但不应超过髂前上棘连线水平。
- 当患者弯腰体位时，对腹部围裙样皮肤进行夹捏测试，以预测可切除的皮肤量，以确定最佳切口。
- 术前即可开始应用连续压力装置，以最大限度地减少术后深静脉血栓的风险。

38.3.2 腹壁整形术标准化手术技巧

1. 切开皮肤直达肌筋膜层。
2. 自肌筋膜层将皮肤及脂肪掀起至脐部水平。
3. 沿脐周切开，解剖至腹直肌鞘。
4. 继续将皮肤及脂肪掀起达肋弓下缘及剑突中部水平。
5. 确定腹直肌筋膜分离程度，并对其区域进行标记，以便进行折叠。
6. 使用不吸收缝线将腹直肌分离部位间断缝合折叠，自剑突到脐部一直到达耻骨，可以再用不吸收缝线再缝合一层加固。
7. 将患者腰部弯曲至 60°，以确定能切除的皮肤量，再次标记后切除以便能进行无张力缝合。如切除范围超过术前的标记线，则不必在意。
8. Jackson-Pratt 引流管应自耻骨部的毛发区域穿出。
9. 根据标记好的脐部的位置，切开皮肤及皮下组织暴露脐部。
10. 使用可吸收缝线依次缝合筋膜层及皮下深层组织。

11.使用腹部黏合剂。

38.3.3 手术技巧的改良

- 腹壁整形手术联合腹部抽脂术。
  - 腹部抽脂术可改善两侧腰部的轮廓,同时保持深浅筋膜层皮下血管网以保护腹部皮肤的血供。
  - 由于皮肤会重塑且又可能会产生多余皮肤,故腹部抽脂术应在腹壁整形术前进行。
- 巴西技术:全层吸脂沿双侧腰部及下血管蒂进行。在肚脐上方,吸脂仅限于浅筋膜下的组织,以尽量减少皮下血管网对血液供应的损伤。腹壁外侧如已进行过充分的抽脂,进行腹壁整形术时应减少剥离区域以降低风险。下血管蒂处的皮肤应当切除。
- Fleur-de-lis 技术:即于脐部水平做一附加纵向切口,以便能够切除水平方向的多余皮肤。
- 迷你腹壁整形:适用于主要是腹直肌分离和脐周皮肤和脂肪堆积的患者。切口只有 12~16cm 长,有限度地切除多余的皮肤及脂肪。肚脐通常不需要沿周边皮肤切开切除,只需要切断脐根部将其向下移位。
- 逆行腹壁整形术:非常规的手术方式,适用于多余皮肤集中在脐上方或有肋下瘢痕的患者。沿乳房下方做横行切口,向下分离切除上腹部多余的皮肤及脂肪。

38.3.4 术后处理

- 术后鼓励早期下床活动以降低 DVT 的风险。
- 使用 DVT 预防药物。
  - 对于高危患者以及住院≥4 天的患者,应当在术后 8 小时及住院期间实施以患者体重为用量依据的依诺肝素方案,有助于降低术后 DVT 及 PE 的风险(高危患者是指:BMI>40,有吸烟史、口服避孕药史、家族或个人 DVT 病史、已知有凝血障碍的患者)。
  - 对于低风险患者来说,如果手术时间超过 6 小时,或者住院时间超过 4 天,应当根据个体情况使用药物预防 DVT 及 PE。
- 术后几周应嘱患者尽量保持半卧位,以减少伤口边缘的张力,利于伤口愈合。

38.4 并发症

- 患者对术后效果不满意:必须在术前与患者进行充分的说明及讨论术后期望值、瘢痕情况以及伤口相关并发症的情况,以尽量避免患者对术后效果不满意的情况。
- 常见的并发症包括腹壁外形不佳、伤口坏死、感染、血清肿、血肿、伤口裂开、增生性瘢痕/瘢痕疙瘩,以及脐孔位置不良。

38.5 易错点

- 未进行 DVT 预防而导致术后 DVT、PE,甚至患者死亡。
- 大容量的抽脂或者过长的手术时间(>6 小时)都可能危及患者的安全。
- 术前没有充分地告知术后效果不佳、需要再次手术修整的可能以及再次手术带来的额外费用的问题。
- 没有考虑到胸腹部或胸壁原先的手术瘢痕可能影响皮肤的血供。腹部内侧至外侧的瘢痕可能影响伤口血供。
- 没有检查出腹壁薄弱或腹壁疝的情况,导致术中肠管受损伤。
- 没有准确标记切除的组织范围,切除过多的组织后导致张力过大而不能关闭缝合伤口。

烧伤

第 39 章
急性烧伤

Amy M. Moore, Ida K.Fox

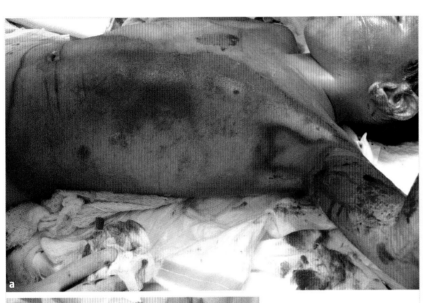

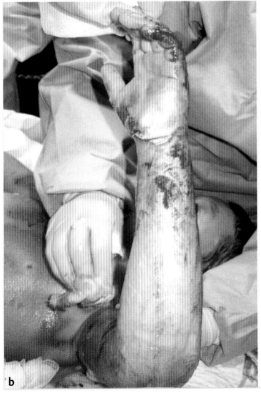

图 39.1 (a,b)8 岁儿童因篝火爆炸被烧伤而送到急诊科就诊。

39.1 症状描述

- 火焰烧伤面部、左胸部、左上肢。
  - 浅层烧伤和局部深层烧伤。
  - 约 20%体表面积。
  - 可能累及前臂的环形烧伤。
- 关注吸入性损伤。

39.2 诊断检查

39.2.1 病史和体格检查

- 创伤评估。
  - ABC(气道、呼吸、循环):接诊时重点评估危重损伤。
- 损伤机制。
  - 火焰:最常见的烧伤原因。根据暴露程度,可导致浅到深度烧伤。
  - 油或油脂烧伤:必须小心评估避免低估烧伤严重程度。如果不及时去除,热油将在体表持续一段时间导致烧伤加重。
  - 电烧伤(高电压或低电压):注意深部结构的损伤,尤其是筋膜室综合征和横纹肌溶解症。
  - 封闭与开放的空间:封闭的空间会增加吸入性损伤的可能性。
- 吸入性损伤。
  - 检查烧焦的毛发,气道有无烟尘。
  - 妨碍通气的哮喘或慢性阻塞性肺疾病(COPD)史。
  - 密切关注患者病情变化,必要时果断气管内插管。
- 烧伤严重程度。
  - 九分法(▶图 39.2):面积计算主要基于Ⅱ度和Ⅲ度烧伤。Ⅰ度烧伤不计算在面积内。
  - 评估烧伤深度:是部分(浅或深)烧伤与还是全层烧伤。
  - 如果是电烧伤:确定入口和出口,确定损伤路径。
- 肢体需注意的问题。
  - 环形烧伤:评估是否需要焦痂切开术或筋膜切开术。
  - 筋膜室综合征(参见第 40 章)。
    - 筋膜室的压力可以采用 STIC 压力检测仪测量(Stryker;Kalamazoo,MI)。

- 如果压力>30mm Hg,要密切观察。
  - 评估肢端血运。
- 面部需注意的问题。
  - 眼睛:考虑眼科会诊。
  - 软骨暴露:评估暴露组织的情况。

39.2.2 诊断

- 胸部 X 线检查。
- 碳氧血红蛋白水平:吸氧治疗。
- 心电图、心脏监测器:电烧伤患者尤其要注意检查。
- 尿肌酸激酶水平:当发现有肌红蛋白尿时尤其要注意。

39.3 治疗

- 如果怀疑有吸入性损伤,要保证气道安全。
  - 如果患者没有气管插管,给予吸氧。
  - 行静脉输液维持补液和液体复苏。
- 复苏:根据尿量调整输液量(儿童尿量:每小时 1~2mL/kg;成人尿量:每小时 0.5~1mL/kg)。
  - Parkland 公式:每 24 小时每 1%烧伤面积输液量为 4mL/kg。
    - 每 1%烧伤面积=二度烧伤和深度烧伤。
    - 公式适用于烧伤面积>20%的体表面积。
    - 在第 1 个 8 小时,输注补液总计算量的 1/2,剩余的一半液体量在接下来的 16 小时输完。
- 早期清创术:去除坏死皮肤及组织,充分评估烧伤程度。
- 焦痂切开术(参见第 40 章):优化切口设计,最大程度减少对四肢和胸部功能的影响。
- 电烧伤患者行筋膜切开术:骨组织热量传导可能是导致软组织坏死的原因。
- 营养:代谢需求增加,尽量肠内营养。
  - 如果患者不能很好地进食或者进行气管插管,则须留置营养管。
- 外用敷料:焦痂切除后有多种选择。
  - 面部:抗生素软膏外涂,每日 3 次。
  - 耳朵和鼻子:磺胺米隆(Mylan Pharmaceuticals, Morgantown, WV)对软骨有很好的渗透作用。
  - 躯干和四肢:应用磺胺嘧啶银混悬液(Silvadene; Pfizer, New York, NY)外涂,每日 2 次。
- 夹板固定,早期功能锻炼(ROM)与职业疗法。
- 削痂和植皮术。

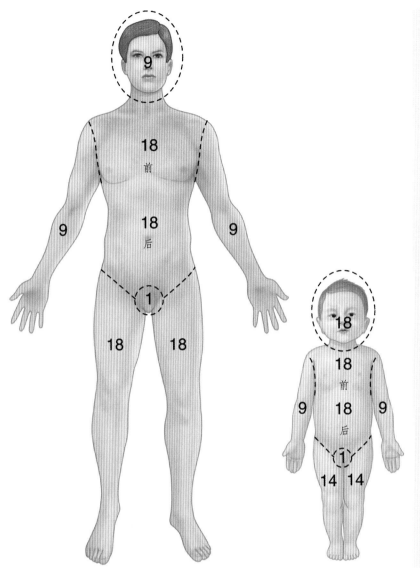

图 39.2　利用九分法计算烧伤面积。注意儿童头部占的面积要比成人大。

- ○ 一旦病情稳定,就要安排多次手术。
- ○ 在温暖的环境中进行手术。
- ○ 首先在烧伤面积大的区域做手术。
- ○ 手部烧伤争取在 14 天内进行,面部烧伤排在最后手术。
- 手术时限:单次手术时间不宜超过 2~3 个小时,红细胞输血量宜控制在 10U 以内。
- 移植物选择:异体皮、异种皮移植、自体皮移植。
  - ○ 断层皮片与全厚皮片移植。
  - ○ 网状皮片移植与大张皮片移植(面部、手和关节的选择大张皮片移植)。

39.4　并发症

- 烧伤脓毒症:发热、精神状态改变、低血压、伤口情

况恶化。
- 瘢痕/挛缩:通过早期切痂植皮、应用夹板、ROM、穿戴弹力衣服避免瘢痕或挛缩发生。
- 电烧伤:心律失常、肌红蛋白尿、肌肉坏死。

39.5　易错点

- 未能识别吸入性损伤及保障气道安全。
- 未能发现其他合并伤和创伤。
- 环形烧伤没有进行焦痂切开术和(或)电烧伤没有进行筋膜切开术。
- 部分深度烧伤或全层烧伤未及时切除坏死组织和植皮。

第 40 章

手烧伤

David T. Tang, Ida K.Fox

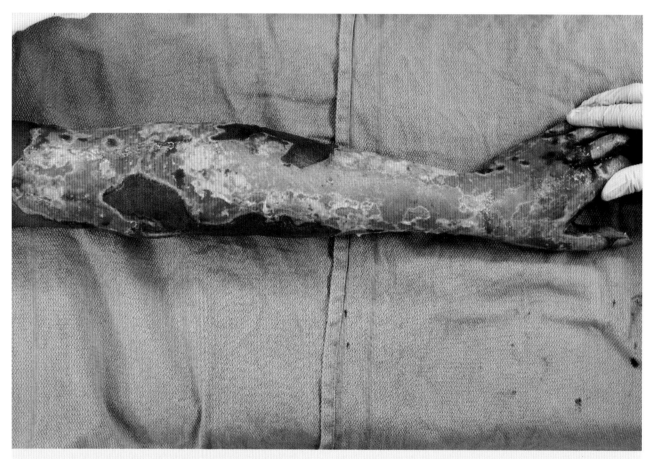

图 40.1 男性患者,28 岁,因房屋着火导致上肢非环形火焰烧伤。经过早期救治和液体复苏后,需要进一步处理烧伤创面。

152

40.1 症状描述

- 上肢非环形的二度和三度烧伤。
- 累及手背和手指。
- 手掌侧无明显烧伤(照片未显示)。
- 指端血运良好。

40.2 诊断检查

40.2.1 病史

- 年龄、性别、利手和患者的职业。
- 烧伤持续时间和损伤机制。
  - 热:烧伤类型(火焰、接触、烫伤、蒸汽、油脂);接触持续时间;合并的损伤;破伤风;滥用药物问题(吸毒)。
  - 化学:化学类型(碱、酸、有机物化合物);接触时间;中和试验。
  - 电:电流类型(交流或直流);电压;接触时间;电流通路。
- 以前手部外伤或手术病史。
- 日常生活和生活方式情况。
- 既往内科和外科病史。
- 药物治疗史和药物过敏史。
- 社会史,包括吸烟和滥用药物。

40.2.2 体检

- 初诊评估手部大血管有无损伤、烧伤深度和部位。
  - 手部清洗去除烟尘、污物或碎石。
  - 烧伤可能导致去除珠宝和手表困难。
- 急性损伤。
  - 部位和烧伤总面积。
  - 烧伤深度(Ⅰ度、浅Ⅱ度、深Ⅱ度、Ⅲ度)。
  - 深部结构的暴露(如肌腱、骨、神经血管结构)。
  - 手的血管状态。
  - 运动和感觉功能。
  - 筋膜室综合征:肢体危象。
    - 多见于挤压伤或其他损伤(可见下文焦痂切开术部分,其更多发生于孤立性烧伤中)。
    - 高度怀疑的因素。

- 与损伤不成比例的疼痛,尤指活动时疼痛。
- 五 P 症状(晚期症状):疼痛、苍白、感觉异常、瘫痪、无脉。
- 筋膜室内压力>30mmHg 时需要进行干预。
- 如果担心为筋膜室综合征,则应用针式测压计(STIC 压力监测;Stryker, Kalamazoo, MI)确定。
  - 隐匿性骨折的评定。
- 后期修复重建。
  - 软组织覆盖情况(厚度、耐久性、敏感性、弹性)。
  - 各关节主动和被动的运动范围(ROM)。
  - 存在挛缩的程度。
    - 辨别是外在还是内在的关节活动受限。
  - 评估软组织缺损程度。

40.2.3 影像学检查或诊断

- 标准 X 线照相(手的三位图)。
- 如果需要游离组织移植重建,需要行血管造影检查。
- 检验:全血细胞计数(CBC)、电解质、血尿素氮(BUN)、肌酐、国际标准化比值(INR)、活化部分凝血活酶时间(PTT)、血糖、血型。
- 合并吸入性损伤或化学烧伤,考虑检验动脉血气。
- 电烧伤患者应行心肌酶、尿肌红蛋白、肌酸激酶、12导联心电图检查。

40.2.4 会诊

- 如果是大面积烧伤,需要组建外科和护理团队。
- 如果化学烧伤不能确定是何种物质,需要咨询毒物控制中心。

40.3 治疗

40.3.1 急性烧伤处理

- ABC(气道、呼吸、循环)和初步评估。
  - 保证基本生命体征的平稳,如气道、呼吸和循环。
  - 手部烧伤处理前,就应当应用适当的急性重度烧伤生命支持(ABLS)或高级创伤生命支持(ATLS)指南。
- 焦痂切开术(▶图 40.2)。
  - 适应证。
    - 明显的全层环形烧伤。

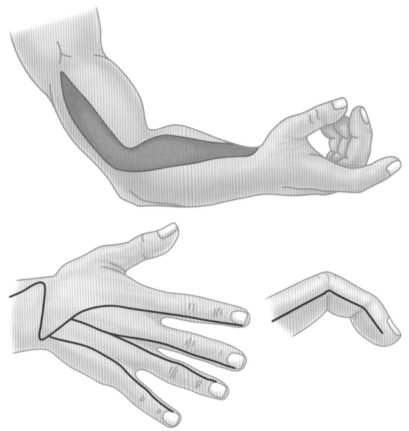

图 40.2　手和前臂焦痂切开术。

- 非全层环形烧伤,但因复苏后水肿可能导致筋膜室综合征。
  - 临床体征显示血运障碍。
  - 被动伸直时疼痛、屈曲时疼痛、毛细血管充盈差、脉搏减弱、发绀、感觉迟钝。
  ○ 在手术室或床旁紧急行焦痂切开术,防止因血管损伤引起软组织进一步坏死。
  ○ 优化切口,最大程度减少创伤和恢复手部功能。
- 筋膜切开术。
  ○ 明确的高压电烧伤(>1000 V)或严重烧伤。
  ○ 必要时考虑切开腕管减压。
  ○ 筋膜室切开。
  ○ 前臂(▶图 40.3)。
    - 有 3 个筋膜室:手掌、手背、手侧(互相影响)。

○ 手(▶图 40.4)。
  - 如果必须,手的 10 个筋膜室必须评估和减压。
  - 背侧骨间肌(4 个筋膜室)、掌侧骨间肌(3 个筋膜室)、拇内收肌、大鱼际肌和小鱼际肌。
  - 可以通过腕管切开减压;或者背侧 2 个切口,大鱼际肌和小鱼际肌切口减压。
  - 如果手指血运受到影响,可以在手指侧方非优势侧中线切开。
- 焦痂切除术。
  ○ 短暂的观察(1~3 天),烧伤深度界限清楚,以避免切除健康组织。
  ○ 早期切痂的优点。
    - 改进最终手功能。
    - 减少异常瘢痕的风险。

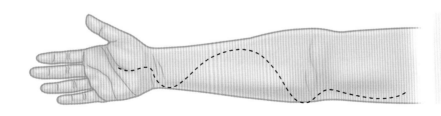

图 40.3　前臂筋膜切开术。

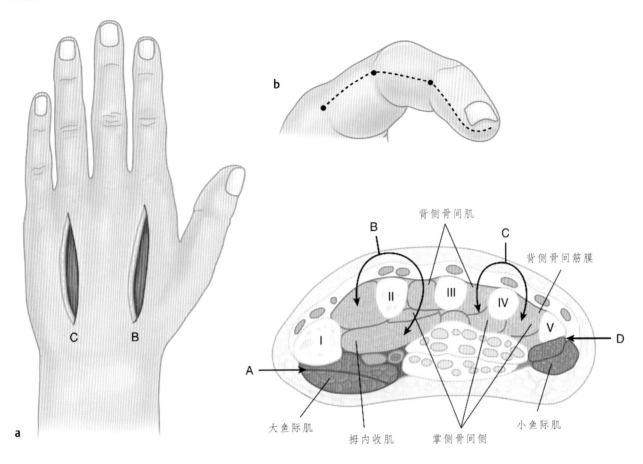

图 40.4 手的筋膜切开术。(a)在背侧骨间肌浅面设计切口线。(b)在非优势侧中线切口。(c)筋膜室横断面演示。

－减少后期重建手术次数。

－缩短住院时间和费用。

－减少因长时间的制动导致的疼痛和并发症。

○ 晚期切痂(3~6 周)的优势。

－早期切痂更加复杂和耗时。

－最终手功能无显著差异。

－保存所有残存有活性的真皮组织。

40.3.2 皮肤覆盖物

● 临时皮肤替代物。

○ 异体皮。

○ Biobrane(尼龙网+薄硅膜;UDL Laboratories, Rockford, IL)。

○ TransCyte(猪胶原–涂层尼龙网–培养的人成纤维细胞;Advanced BioHealing, New York, NY)。

● 永久性的皮肤替代物。

○ 皮片(片状或网状)。

－网状皮片:躯干、上臂和前臂。

－大张皮片:手背和手指。

○ 全厚皮片移植:手掌表面(无毛的皮肤)。

○ 非自体材料。

－AlloDerm (异体脱细胞异体真皮基质;LifeCell, Bridgewater, NJ)。

－Integra(牛胶原真皮再生支架; Integra, Plainsboro, NJ)。

－Apligraf(胶原蛋白+人类成纤维细胞双层活性皮肤替代物; Organogenesis, Canton, MA)。

－Dermagraft(人源性成纤维细胞复合生物可吸收活性皮肤替代物; Advanced BioHealing, New York, NY)。

○ 培养的自体表皮。

－从患者皮肤切取培养的表皮片。

－昂贵,需要 2~3 周的培养,很薄且质量不稳定。

● 皮瓣重建。

○ 局部皮瓣。

○ 带蒂皮瓣。

○ 游离皮瓣

－筋膜皮瓣。

- 肌瓣+断层皮片移植。

40.3.3 预防继发损伤

- 水肿控制:早期运动和肢体抬高。
- 物理治疗与康复。
- 夹板预防肢体挛缩(静态、静态-逐步动态、动态)。
- 连续被动运动设备。
- 跨关节的克氏针(感染的风险)。

40.3.4 二期烧伤管理

- 瘢痕增生及挛缩带。
  - 压力服。
  - 硅胶片治疗。
  - 早期运动疗法。
  - 适当应用夹板。
  - 瘢痕内注射类固醇药物。
  - 瘢痕挛缩带切开和Z成形术重建。
  - 瘢痕松解和皮肤移植(断层皮片或全厚皮片)。
- 虎口瘢痕挛缩松解术。
  - 皮肤+拇收肌筋膜挛缩松解。
  - 如果必须,行第一背侧骨间肌松解。
  - 如果必须,松解拇收肌。
  - 软组织重建。
    - 局部皮瓣:四瓣Z成形术(▶图40.5)、V-M成形术、五瓣成形术。

- 区域性皮瓣:逆行前臂桡动脉穿支皮瓣、逆行骨间背动脉(PIA)穿支皮瓣。
- 游离皮瓣:前臂外侧皮瓣、对侧桡动脉皮瓣。

40.4 并发症

- 重建失败(植皮不成活、皮瓣部分或全部坏死)。
- 增生性瘢痕。
- 烧伤后瘢痕挛缩。
- 爪形手畸形:因没有充足的夹板固定、没有早期治疗或没有早期手术干预而造成。
- 切口裂开。
- 感染。

40.5 易错点

- 未能及时进行早期焦痂切开术或筋膜切开术。
- 焦痂切开术或筋膜切开术的设计不合理,不能充分松解重要组织或组织松解不彻底。
- 未能充分评估手或上肢全部的筋膜室,尤其是肢端的环形烧伤。
- 移植物的选择不适当(手部植皮,尤其是跨关节植皮,采用网状皮片移植,而不是大张皮片移植,有增加瘢痕挛缩的概率。

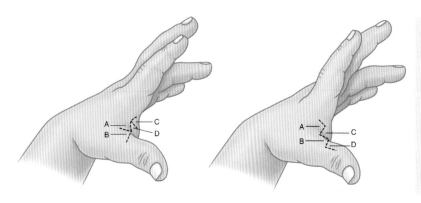

图40.5 四瓣Z成形术一期松解瘢痕挛缩虎口重建。

第 **41** 章
烧伤后头皮重建

Gwendolyn Hoben, Albert S. Woo

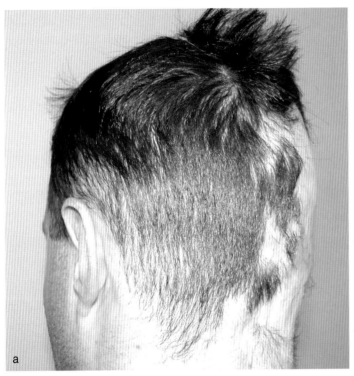

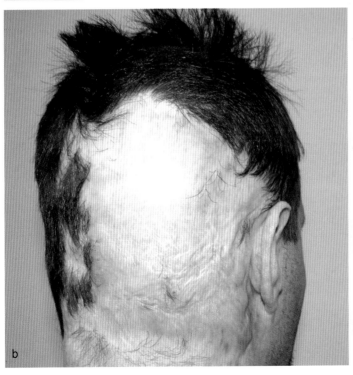

图 41.1 (a,b)男性患者,26 岁,在室内头皮烧伤,创面愈合后,拟行二期修复重建。

41.1 症状描述

- 右枕部头皮不规则瘢痕性秃发。
  - 延伸到颈部和耳后区域。
  - 缺损区域约占头皮表面积的 25%。

41.2 诊断检查

41.2.1 病史

- 瘢痕病因,包括机制和烧伤深度。
- 自受伤至重建间隔时间。
- 其他相关疾病。
  - 伤口愈合不良。
  - 吸烟史。
  - 出血性疾病。
- 社会支持。

41.2.2 体检

- 评估瘢痕大小和头皮松弛程度。
- 评估剩余头发的方向性。
- 评估其他部位瘢痕或受伤情况。

41.3 治疗

- 确立患者对重建的期望值。
  - 矫正脱发(利用被覆毛发组织进行修复)。
  - 改进发际线。
  - 改善颜面部外形(如果可能的话,切除植皮区域,用局部皮肤修复)。

41.3.1 皮瓣覆盖

- 适用于小面积头皮缺损的修复。
- 头皮组织的延展性比身体其他部位组织的弹性小。
- 设计大一些的皮瓣,张力更小,外形更美观。
- 常见的皮瓣选择:旋转皮瓣、推进皮瓣(V-Y 推进皮瓣)、易位皮瓣、风车皮瓣、Orticochea 皮瓣。

41.3.2 组织扩张

- 可以修复高达 50%的头皮缺损。
- 头皮重建的最佳选择。

- 一个部位秃发,可能需要扩张多个部位,也可能需要进行多次扩张。
- 切口设计放在瘢痕区域内,垂直于扩张皮瓣轴线。
- 扩张器埋置在帽状腱膜下层。
- 注射壶内置,可能会导致注水不太方便,但与外置注射壶相比,其感染风险低。

41.3.3 扩张技术

- 组织扩张器置入 2 周后开始注水;以后每周注水 1 次。
- 每次复疹注水,注水量根据患者有无感到不适或肉眼可见皮瓣颜色的改变而决定。
- 继续注水,直到有足够的皮肤覆盖瘢痕区域。
  - 可用的组织=扩张的穹顶长度−扩张的底面长度。
  - 扩张的皮瓣要比缺损区域大 20%,因为扩张皮瓣会回缩。
  - 一旦扩张的皮肤足够,应进行二期手术。
- 设计旋转和推进皮瓣,该皮瓣至少含一条知名血管为蒂。
- 帽状腱膜每隔 1cm 横行划开,以利于皮瓣推进并且减轻切口张力。
  - 划痕方向需垂直于扩张皮瓣长轴。
  - 帽状腱膜切口可能会影响皮瓣血运,密切注意皮瓣血运变化。
  - 帽状腱膜每个切口能将皮瓣延伸 1mm。
- 不切除折叠的部分。随着时间的推移,折叠的部分会有所改善。

41.3.4 重建

- 前额:目的是重建发际。
  - 组织扩张。
  - 推进±旋转皮瓣、V-Y 推进皮瓣、菱形皮瓣。
  - Orticochea 皮瓣(▶图 41.2)。
    - 两个以颞浅血管为蒂的皮瓣修复缺损区域。
    - 一个枕部皮瓣修复供区缺损。
- 顶部头皮缺损:该区头皮延展性较前额部大。
  - 组织扩张。
  - V-Y 推进皮瓣、菱形皮瓣修复鬓角。
  - 旋转±推进皮瓣、双蒂枕额皮瓣。
- 枕部头皮缺损。
  - 组织扩张。
  - 旋转±推进皮瓣。

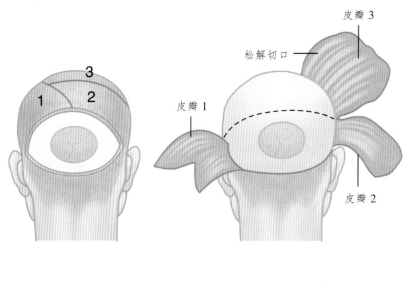

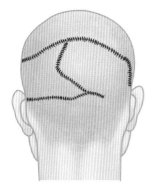

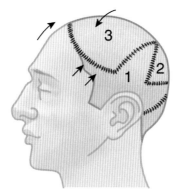

图 41.2　Orticochea 三瓣技术覆盖头皮大面积缺损。

- ○ Orticochea 三瓣技术。
- 顶部头皮缺损：头皮移动度差。
  - ○ 组织扩张。
  - ○ 风车皮瓣（▶图 41.3）、菱形皮瓣、旋转±推进皮瓣。
  - ○ 大型旋转皮瓣需要游离几乎整个头皮。
- 接近全部的头皮缺损：用有毛发头皮完全覆盖是不可能的。目标只是用健康组织修复头皮缺损。
  - ○ 游离组织移植。
    - – 局部组织萎缩后，肌皮瓣可形成良好的轮廓（如，背阔肌瓣）。
    - – 大网膜瓣、前臂桡动脉皮瓣、股前外侧皮瓣。
  - ○ Integra（牛胶原真皮再生支架；Integra, Plainsboro, NJ）、中厚皮片移植。
- 毛发移植。
  - ○ 如果有足够的头发供区，仍然是一个可选择的方法。
  - ○ 需要切取有毛发的区域，供区直接缝合。
  - ○ 分离毛发单元进行移植。毛发单元插入受区。

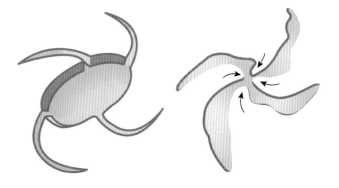

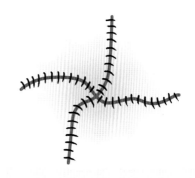

图 41.3　用于闭合环形缺损的多瓣风车皮瓣。

- 显微移植：1~2 个毛发单元。
- 微小移植：3~6 个毛发单元。

41.4 并发症

- 扩张器外露。
  - 外露的扩张器必须取出。
  - 如果扩张组织已足够应用，应尽量利用扩展的组织修复缺损区域。
- 感染：当扩张器感染时，应当取出。
- 血肿、血清肿。
- 扩张器刺破或漏水。

- 皮肤坏死。
- 扩张组织不足以修复整个缺损：推进皮瓣及再次扩张皮瓣。

41.5 易错点

- 在拟扩张的头发区域内设计切口。
- 错误评估扩张皮肤量。
- 当去除感染或暴露的扩张器后，未推进扩张皮瓣。
- 切除整个缺损区域前，没有测量皮瓣是否能完全覆盖缺损区域。
- 皮瓣设计不当（如皮瓣太小，不能修复缺损）。

第 **42** 章
颈部烧伤后瘢痕挛缩

Gwendolyn Hoben, Albert S. Woo

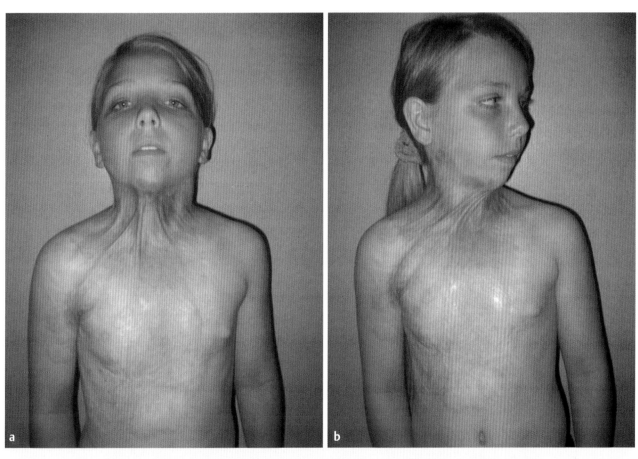

图 42.1　14 岁女孩,几年前室内着火导致颈部烧伤,后出现瘢痕挛缩,颈部活动困难。

42.1 症状描述

- 颈、胸和躯干前部广泛瘢痕挛缩。
  - 颈部曾进行中厚皮片移植。
  - 多条挛缩带。
  - 颈部旋转活动受限:外侧旋转角度约 50°。
  - 颈部伸展受限:大约伸直 30°。

42.2 诊断检查

42.2.1 病史和体格检查

- 受伤机制、烧伤浓度及面积。
- 自烧伤至重建间隔时间。
- 流口水、进食困难、语音缺陷病史。
- 确定挛缩带。
- 评估可利用的供区。
- 其他相关疾病。

42.2.2 影像学检查或诊断

- 下颌骨:评估下颏(下巴)后缩程度。
- 全麻术前评估:颈部伸直受限导致气管插管困难。

42.3 治疗

42.3.1 手术涉及区域的计划

- 颈部挛缩。
  - 改善颈部活动范围,松解瘢痕挛缩带。
  - 活动受限可能影响骨骼的发育和发音。
- 下颌后缩。
  - 考虑截骨行颏成形术(当骨骼发育成熟后实施)。
- 胸部和乳房瘢痕挛缩。
  - 可以考虑乳房重建(参见第 26 章和第 27 章)(在骨骼成熟时或瘢痕挛缩明显影响乳房发育时实施)。

42.3.2 外科管理

- 瘢痕切除术。
  - 重视美学亚单位。
    - 下唇和颏部。
    - 颏下。

- 前颈部单元。
  - 切开或切除颈阔肌,完全松解瘢痕挛缩。
  - 单个挛缩带的 Z 成形不易达到足够的功能改善。
- 移植物覆盖。
  - 每个美学亚单位应分区移植。
  - 全厚皮片移植。
    - 可能的供区:腹部、大腿、背部。
    - 为了得到更大的皮片,可以考虑术前组织扩张。
    - 改善美容效果,降低挛缩风险。
  - 中厚皮片移植。
    - 采用整张皮片,尽量减少挛缩。
    - 大腿或背部是合适的供区。
    - 挛缩复发的风险较高。
    - 外观欠佳。
  - Integra(牛胶原真皮再生支架;Integra, Plainsboro, NJ)。
    - 没有供区,但需要额外植皮。
    - 有利于胸部和乳房烧伤以后的重建。
    - 外观欠佳。
    - 挛缩风险高。

皮瓣覆盖

- 局部带蒂皮瓣。
  - 锁骨上皮瓣:适用于烧伤后小面积缺损。
  - 枕动脉皮瓣:供区可能需要植皮。
  - 肩胛皮瓣。
    - 切取双侧皮瓣可修复较大缺损。
    - 供区或需植皮修复。
- 游离皮瓣。
  - 合适的供区:前臂、大腿前外侧。
  - 良好的外观效果。
  - 供区影响大。
- 术后处理。
  - 颈托可以减轻活动所产生的剪切刀,利于组织成活。
  - Tisseel(纤维蛋白胶;Baxter Healthcare, Deerfield, IL)。负压吸引(VAC)可能有助于皮瓣和基底黏附。
  - 必须考虑营养问题。
    - 患者术后如何进食?
    - 常规饮食、鼻饲管、经皮内镜胃造瘘术(PEG)/

胃管管饲。

42.4 并发症

- 挛缩复发。
- 颈部活动产生的剪切力未克服,导致移植组织成活不佳。

42.5 易错点

- 手术设计不合理(如,必须使用全厚皮片移植的区域使用了中厚皮片)。
- 缺乏术后预防组织坏死的措施(如,使用颈托、喂养管)。
- 缺乏麻醉早期介入。
  - 颈部严重挛缩,往往合并插管困难。
- 未能认识到需要多次手术治疗才能最终达到理想的活动度和美容效果。

第 **9** 部分

手部

9

第**43**章
屈肌腱断裂

Justin B. Cohen, Thomas H. H. Tung

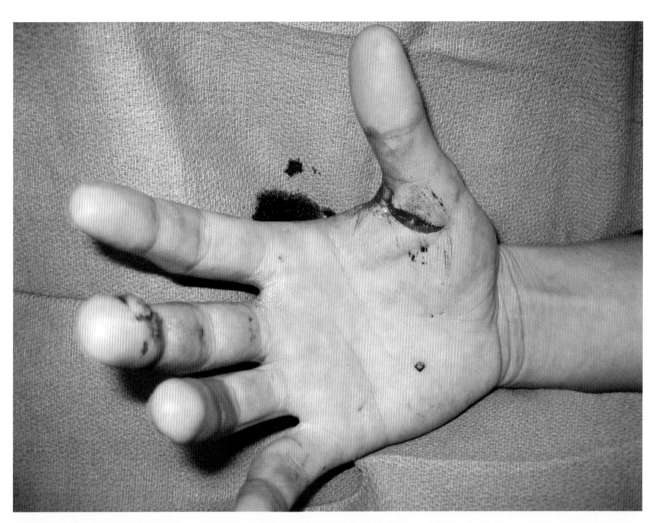

图 43.1 男性患者,20 岁,因在尝试打开梅森罐时右利手受伤而到急诊科就诊(图片显示患者努力屈曲拇指时指间关节的表现)。

43.1 症状描述

- 第一指蹼延至大鱼际的皮肤裂伤,有拇指屈肌腱T2区、T3区的损伤。
- 体格检查显示拇指指间(IP)关节处无法主动屈指,未发现其他关节活动度、感觉与肌力减弱等异常。

43.2 诊断检查

43.2.1 病史

- 损伤机制(如锐器伤、钝器伤、撕脱伤等)。
- 受伤时患手、患指所处的体位(是屈曲的还是伸展的)。
- 受伤多久。
- 是否为惯用手。
- 职业。
- 既往有无手外伤病史。
- 有无相关的外伤及其他疾病。

43.2.2 体格检查

- 手的形态排列序列的改变。
  - 手处在休息位时,从桡侧到尺侧看,手指屈曲程度依次逐渐增加。
  - 若单个手指异常背伸,手的形态排列序列紊乱,提示该手指的屈肌腱损伤。
- 肌腱损伤导致肌腱固定效应。
  - 正常时,被动背伸腕关节可引起掌指(MCP)关节与指间关节屈曲。
  - 如果某个手指异常背伸提示该手指屈肌腱的损伤。
- 如何判断指浅屈肌(FDS)、指深屈肌(FDP)以及拇长屈肌腱(FPL)的损伤。
  - FDS:固定其余手指在背伸位,患指在近指间(PIP)关节处不能主动屈曲。
  - FDP:固定患指的 PIP 关节于伸直位,远指间(DIP)关节不能主动屈曲。
  - FPL:固定拇指的 MCP 关节与近节指骨,IP 关节不能主动屈曲。
- 手指的感觉功能检查与手指血运的检查。

- 部分屈肌腱的损伤表现:屈肌肌力的减弱、活动的范围的限制、屈曲可诱发的疼痛。

43.2.3 影像学检查或诊断

- 手部 X 线检查的三位视图(前后位、侧位、斜位):判定有无骨折及组织中有无异物的存留。

43.3 治疗

- 启动 ATLS 系统流程。
- 抗菌药物和破伤风抗毒素的应用。
- 如果不能及时行肌腱修复手术,任何可见的肌腱可用缝线标记,皮肤伤口可考虑先行缝合关闭。
  - 夹板固定 MCP 关节与手腕于屈曲位,减少肌腱断端的回缩。

43.3.1 屈肌腱的修复

- 屈肌腱损伤修复手术时机。
  - 理想上,屈肌腱损伤越早修复,效果越好。怀疑有动脉或神经损伤时应即刻手术一并探查。
    - 为了避免后期在 2 区的肌腱移植手术,屈肌腱 2 区的修复应在伤后 72 小时内完成。2 区以外的屈肌腱损伤,修复时间延迟超过 72 小时,临床报道疗效差别不一。
  - 超过 6 周的陈旧性屈肌腱损伤,需要屈肌腱替换手术(如肌腱的移植手术、肌腱的转位手术)或者其他弥补手术(如肌腱固定手术、关节囊固定手术、关节融合手术)。
- 屈肌腱损伤的修复需要在手术室内完成,手术要在止血带止血的情况下进行。

43.3.2 手术技巧

- 需要扩大或延长切口的患者,需要遵照手部的切口设计原则延长切口,把原来手术切口通过延长变成合理的手术切口,常用 Brunner"Z 形"切口或 Bunnel 掌侧锯齿状切口等。
- 通过被动屈曲手腕,挤压前臂,促进回缩的肌腱断端的回复,可借助肌腱牵引钳或 8F 型婴儿饲管寻找回缩的肌腱断端。
- 肌腱修复时,肌腱断端尽量贴近,保证肌腱在无张力的情况下吻合。吻合前可使用一细针在肌腱断端近侧端贯穿皮肤与肌腱固定,防止肌腱回缩。
- 肌腱吻合方法:肌腱中心缝合±肌腱周边缝合。
  ○ 肌腱中心缝合。
    – 多种方法[如改良的 Kessler 法、田岛(Tajima)缝合法、Bunnell 埋藏缝合法、Strickland 锁式缝合法、十字缝合法等;▶图 43.2 和 ▶图 43.3]。
    – 随着肌腱缝合线的股数越多、越粗,缝合线的

抗张力越大,缝合越牢靠。
- 4 股合成的 3/0 或 4/0 不吸收编织线常被推荐使用[如 Ethibond(编织涤纶缝线);Ethicon Endo-Surgery, Blue Ash, OH]。
  ○ 肌腱周边缝合(非必须,可选择使用)。
    – 多种方法(如间断缝合法、锁边缝合法、十字缝合法、反折褥式缝合法等;▶图 43.4)。

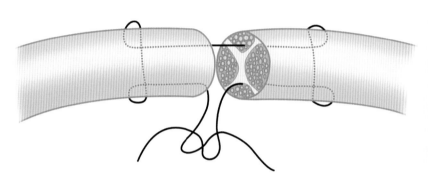

图 43.2 改良的 Kessler 双股肌腱中心缝合法。

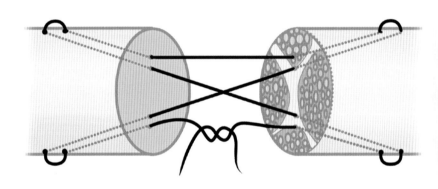

图 43.3 十字 4 股腱中心缝合法。

缝合法

缝合法

缝合法

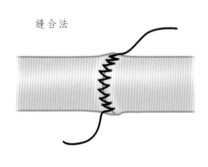
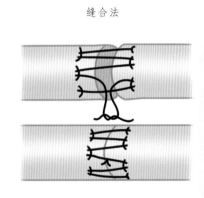

图 43.4 各种肌腱周边缝合修复方法。

- 6/0 不吸收、单股线常被推荐采用[如 Prolene（聚丙烯）；Ethicon]
- 肌腱吻合后，要检查确保吻合口的光滑，肌腱能够滑动自如。
- A2 与 A4 腱鞘滑车需要同时修复，避免肌腱弓弦状样改变。
- 屈肌腱部分断裂修复原则：肌腱断裂横截面>60%，需要吻合修复。
- 伸指受限的屈曲位夹板固定。

43.3.3 屈肌腱断裂的重建

- 肌腱修复延迟或肌腱大段缺损常用肌腱移植的修复方法。
  - 移植肌腱供区的选择：通常选用掌长肌腱、跖肌腱、趾长伸肌腱、食指固有伸肌腱或小指固有伸肌腱。
- 两期肌腱重建手术。
  - 第一期：切除指浅屈肌、指深屈肌残留，保留屈肌腱远端 1cm 套袖，近段切除至蚓状肌保留 2cm 肌腱残端。硅胶肌腱移植物（Hunter 硅胶条）通过滑轮植入，两端贴近肌腱残端。
  - 第二期：一期手术后 3 个月行二期手术。去除 Hunter 硅胶条，移植肌腱通过新形成的腱鞘与肌腱断端吻合。移植肌腱与指深屈肌近侧断端做端端编织吻合。

43.3.4 术后治疗

- 在手功能康复师参与下，积极进行功能锻炼。
- 早期适度进行功能锻炼对防止肌腱粘连、改善肌腱强度意义重大。
- 坚持被动运动（如 Kleinert 缝合法、Duran）与主动运动（如 Strickland 缝合法）相结合。
  - Duran 方案。

- 术后 3 天：去除伤口外敷料，在夹板后托的保护下，开始被动地分别活动 PIP 关节与 DIP 关节，每小时活动 1 次。
- 术后 4 周：去除夹板托，佩戴牵引支具，该支具能够主动屈曲；在支具的帮助下，开始主动屈曲与被动的背伸活动。
- 术后 5 周：支具间断进行拆除，做屈肌腱载负荷的运动以及握拳运动。
- 术后 8 周：逐渐增加拉力运动，避免提重物。
- 术后 12 周：自由活动。

43.4 并发症

- 血肿。
- 肌腱再次断裂：需要肌腱再次吻合修复，或肌腱移植、转位。
- 肌腱粘连：功能锻炼能够很好预防肌腱粘连，必要时行肌腱粘连松解手术。
- 关节的挛缩。
- Quadriga 效应：患指指深屈肌腱缩短，导致患指不能完全伸直，其余手指屈曲也受限。
- 蚓状肌阳性指：手指屈曲时，由于 FDP 肌腱的回缩或移植的肌腱过长，PIP 关节异常背伸。

43.5 易错点

- 伤情检查不仔细，致使神经损伤、血管损伤以及其他肌腱损伤未能发现，造成漏诊。分不清指浅屈肌、指深屈肌的损伤，造成误诊。
- 肌腱修复后，夹板未给予充分保护。
- 未能建立适当的早期 ROM 方案。
- 肌腱修复时，两个关键的关节滑车（A2、A4）未能给予修复。

第 **44** 章
手部软组织缺损

David T. Tang

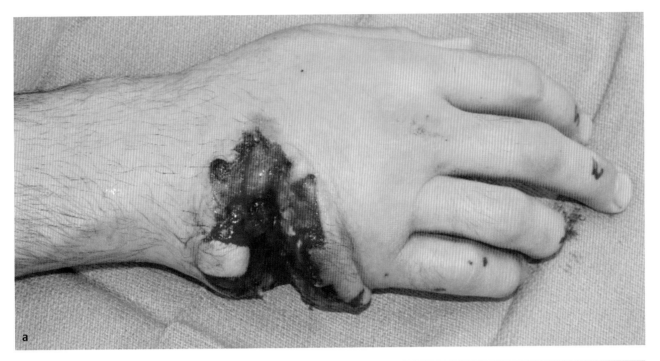

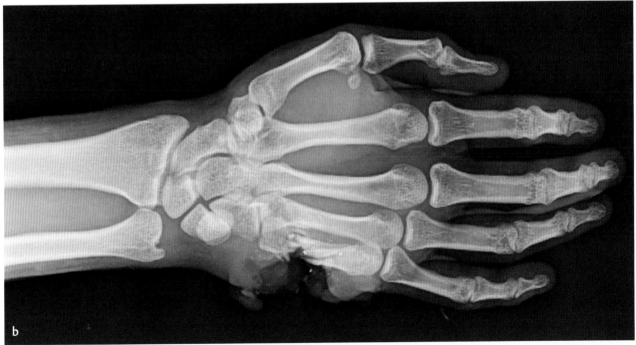

图 44.1 男性患者,32 岁,右利手,右手尺侧枪击贯穿伤。

44.1 症状描述

- 枪伤导致的右手尺侧软组织缺损。
- 手指远端无血运障碍。
- 第4、第5掌骨骨折。
- 怀疑有环指、小指伸肌腱的损伤(或者合并屈肌腱的损伤)。
- 可能的尺侧手指神经血管的损伤。

44.2 诊断检查

44.2.1 病史

- 年龄、性别、惯用手、患者职业。
- 组织缺损形成的时间和机制。
  - 创伤:有无合并其他损伤,有无其他潜在部位的骨折、关节脱位、神经与血管的损伤。
  - 感染:感染的性质(细菌、真菌、其他);先前有无手术治疗(切开、引流);抗菌药物的使用情况;局部或全身的症状和体征。
  - 肿瘤消融:肿瘤的病理类型、肿瘤范围、有无后续的放疗与化疗计划。
- 手部有无手术、外伤史。
- 个人对手部的康复要求, 是仅满足个人的生活需要,还是要求完全康复。
- 既往的手部医疗病史及手术病史。
- 社会史,包括有无吸烟,有无毒品、酒精滥用病史。

44.2.2 体格检查

- 皮肤软组织缺损的部位、范围。
- 有无特殊组织的缺损(如肌腱、神经、肌肉、皮肤)。
- 伤口状况(如感染、血管情况、重要结构外露、失活的皮肤组织)。
- 手的血运状况(手掌动脉弓的完整性)。
- 手的活动功能情况(区别是神经损伤导致的活动受限,还是因肌肉、肌腱损伤导致的活动受限)。
- 神经感觉有无异常。

44.2.3 影像学检查或诊断

- 常规 X 线检查(手部三位视图)。

- 可疑有骨损伤,需要进一步检查时,行 CT 检查(尤其是腕骨)。
- 如果 Allen 检查, 不能评价手掌弓的血管情况,可行血管影像学方面的检查。

44.3 治疗

44.3.1 首要原则

- 创面处理:如条件许可,即刻清除细菌污染,建立可靠的创面床,为进一步的手术修复做准备。
- 评估患者全身情况,确定手部功能恢复后整体要求、患者手术首要的要求,制订缺损的修复方案。
- 如果条件许可,尽量使用有感觉的相近组织进行修复,利于后期感觉的恢复。
- 尽量选择简单、易行的修复方案,减少并发症的发生。

44.3.2 治疗方法选择

- 皮片移植手术(断层皮片移植或全厚皮片移植)。
  - 条件允许,选择全厚皮片移植,减少后期瘢痕挛缩,改善皮肤外观,保证植皮有较好的耐磨性。
- 局部皮瓣。
  - 易位皮瓣:"Z"形皮瓣、菱形皮瓣。
  - 推进皮瓣:V-Y 推进皮瓣。
  - 轴型皮瓣:第一掌背动脉皮瓣、带神经血管的岛状皮瓣。
- 邻位皮瓣。
  - 邻指皮瓣:常规邻指皮瓣、带感觉神经的邻指皮瓣、逆行的邻指皮瓣、邻指与拇指间的邻指皮瓣。
  - 剔骨皮瓣:利用损伤组织不可用节段的多余部分形成的皮瓣。
  - 桡侧前臂皮瓣:筋膜皮瓣、单纯的筋膜瓣、带神经的皮肤筋膜瓣。
  - 逆行桡侧前臂皮瓣。
  - 逆行尺动脉皮瓣。
  - 逆行骨间背侧动脉皮瓣。
- 远位皮瓣(带蒂)。
  - 腹部皮瓣或上腹部皮瓣。
  - 腹股沟皮瓣。
- 远位皮瓣(游离)。

○ 颞筋膜瓣。
○ 肩胛皮瓣和肩胛旁皮瓣。
○ 背阔肌皮瓣。
○ 前锯肌前穿支皮瓣。
○ 上臂皮瓣。
○ 足背皮瓣。

44.4 并发症

● 修复手术的失败。
  ○ 皮片成活不理想,皮瓣部分或全部坏死。
● 手部僵硬。
  ○ 关节挛缩、肌腱粘连、水肿。

● 感染。
● 组织移植供区的畸形。

44.5 易错点

● 手术方式的选择不恰当(如在裸露的骨表面或肌腱表面植皮)。
● 手术前未充分考虑患者的需求来选择恰当的手术方案。
● 告知不充分,未告知患者可能需要进一步手术修整,达到更加理想的手术效果(如,挛缩关节的松解、粘连肌腱的松解、皮瓣臃肿皮瓣修薄手术),未告知患者重返工作岗位前所需要的休息时间。

第 **45** 章
桡神经损伤

John R. Barbour, Ida K. Fox

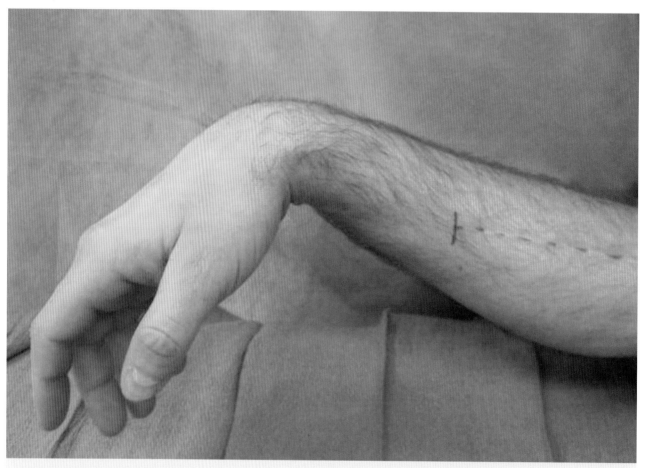

图 45.1 男性患者,28 岁,不能抬起手腕与所有手指,该患者曾经历一场高速行驶摩托车碰撞事故,导致肱骨中段的骨折。

174

45.1 症状描述

- 右上肢:手腕、手指、拇指不能主动背伸(桡神经瘫痪)。
- 考虑到肱骨中段的外伤病史,推测桡神经损伤的位置应在肱骨中段平面。

45.2 诊断检查

45.2.1 病史

- 病史要点。
  - 分清是闭合性还是开放性的神经损伤,对指导选择治疗方案有意义。
    - 对于闭合性的神经损伤,密切观察病情变化,保守治疗,等待神经功能的自行恢复是合理的。
    - 对于开放性神经损伤,若有横跨神经的外伤,需即刻进行神经探查手术。
  - 神经损伤后时间的确定有助于判断手术方案的选择(1~2 年陈旧性神经损伤,即使再进行神经修复,肌肉无再恢复运动可能)。
- 有无相关的肢体的疼痛和(或)僵硬。
- 有无相关疾病。

45.2.2 体格检查

- 陈旧性神经损伤,根据皮肤外伤瘢痕位置或手术瘢痕的位置评估神经损伤的位置。
- 根据僵硬程度、水肿情况、神经的高敏感性及其他复杂性性神经疼痛综合征来评估伤情。
- 从近及远的检查,评价桡神经的损伤情况(先检查伸肘情况、伸腕情况,后在掌指关节以及拇指平面评估伸指功能)。
- 评估其他上肢神经、肌肉情况,它们有可能作为神经、肌腱转位的供区。
- 细致的感觉检查,包括检查两点辨别觉。
- Tinel 征检查:有利于判断神经损伤位置与平面。

45.2.3 影像学检查或诊断

- X 线检查判定骨折平面对神经损伤平面判定有帮助。
- 对于闭合性神经损伤,需要肌电诊断学的检查,包括肌电图的检查,如患者伤后 3 个月行肌电图检查,有助于判定神经损伤的恢复情况。
  - 肌纤维颤动:提示运动神经的损伤。
  - 运动单位电位(MUP):提示运动神经功能正在逐渐恢复。

45.3 治疗

- 根据神经损伤类型选择手术方案。
  - 神经损伤分类(▶ 表 45.1)。
  - 治疗时机: 有几种不同的治疗策略是可以理解的。
- 总而言之,神经损伤后,坚持进行被动的功能锻炼、治疗水肿、减轻疼痛等均有利于神经功能的恢复。
- 患者在等待神经手术修复前,一个托手夹板将手放置在功能位,对手的功能恢复是有益的。
- 任何牵涉到疼痛的症状,都急需积极治疗:推荐应用加巴喷丁(Neurontin; Pfizer, New York, NY)。

45.3.1 急性开放性损伤合并神经功能障碍

- 因为考虑到有神经损伤的可能,需要神经探查。
- 开放性肱骨骨折,有 60%的患者合并桡神经损伤。
  - 根据神经损伤机制,神经修复手术可选择一期神经修复(≤24 小时)、延迟的一期修复(≤1 周)或二期神经修复(>1 周)。
  - 如果有明显的挤压伤存在, 就可以等到受损神

表 45.1　神经损伤分类

Seddon 神经损伤分级	Sunderland 神经损伤分级	肌纤维颤动	运动单位电位	干预治疗后神经恢复可能性
神经失用	I	−		+
神经轴突断裂	II	+	+	+
	III	+	+	+/−
	IV	+		−
神经断裂	V	+		−
	VI	+	根据损伤类型定	根据损伤类型定

经界面足够清晰时行延期修复,此时手术可以切除合适的受损神经长度。

- 神经修复包括神经直接吻合或神经移植桥接修复。
- 对于亚急性神经损伤和(或)肢体近端的神经损伤,神经的转位也是切实可行的方案。
- 远端肌腱转位也是可行的。

45.3.2 急性闭合性损伤合并神经功能障碍

- 闭合性的肱骨骨折,75%以上的患者在伤后3~4月,功能可以恢复。因此,不主张即刻手术探查。
- 定期临床检测。
- 伤后12周,如果仍无神经恢复表现,需要肌电图检查。
  - 出现肌纤维颤动和MUP:表明神经正在恢复,可以继续观察,保守治疗。
  - 出现肌纤维颤动,无MUP出现:需要神经探查,力求恢复神经功能。手术方案包括直接神经修复、神经移植修复、神经转位修复等。考虑远位的肌腱转位也是一个可行的手术方案。
- 如果神经功能恢复较慢,即使在肌电图表现有MUP,也要在已知的神经卡压点进行松解手术(如旋后肌腱弓处)。

45.3.3 神经损伤修复原则

- 确保神经吻合在切口以外的健康组织床上才能进行吻合。
- 确保神经吻合时,没有张力。
  - 如果神经吻合时张力较大,需要行神经移植修复。
- 进行神经修复手术时,务必保护进入肱桡肌、桡侧腕长伸肌、桡侧腕短伸肌的肌支,这些肌支多位于肘下5~6cm处。
- 确保没有神经压迫或急性转变(由于瘢痕、骨折、肿胀或其他导致)。

45.3.4 桡神经瘫痪后肌腱转位的原则

- 低位神经瘫痪。
  - 低位桡神经损伤,手腕背伸功能存在。
  - 拇指背伸功能重建:掌长肌(PL)[或环指的指浅屈肌(FDS)]转位到拇长伸肌腱(EPL)。

  - 手指背伸功能重建:桡侧腕屈肌(FCR)转位到指总伸肌腱(EDC)。
- 高位桡神经瘫痪。
  - 伸腕、伸指、伸拇指功能全部丧失。
  - 手腕背伸功能重建:旋前圆肌转位到桡侧腕短伸肌腱。
  - 拇指背伸功能重建:PL(环指的FDS)转位到EPL。
  - 手指背伸功能重建:FCR转位到EDC。

45.3.5 预后

- 不需手术干预的闭合性神经损伤恢复较快,可能不需要手术干预,其恢复速度取决于神经损伤的程度。对于神经失用,约90%的患者神经恢复迅速且完全(通常在2~8周之间)。
- 对于神经轴突的断裂,神经恢复一般也完全,但恢复的时间较长(通常需要数月)。
- 神经断裂吻合后神经恢复的时间与手术方式有关。
  - 神经吻合修复、神经移植或神经转位后神经恢复需要一定时日,应慢慢恢复。
  - 神经的修复速度按照每月1英寸(1英寸=2.54cm)的速度向前推进。
  - 尤其对于神经转位的患者,全面的康复理疗对于神经恢复十分重要。
  - 如果进行了肌腱转位手术,一定时期的制动及随后的理疗与运动训练是非常必要的。

45.4 并发症

- 感染。
- 伤口的裂开。
- 瘢痕增生。
- 功能恢复不全。
- 复杂区域性疼痛综合征(CRPS,旧称反射交感神经营养不良)。

45.5 易错点

- 开放性损伤,合并有神经瘫痪症状,未及时进行神经探查。闭合性的神经损伤,多为神经失用,无须手术治疗。

- 对于闭合性的神经损伤而言，即刻进行手术治疗，也是不合适的。
- 未认识到损伤时间对治疗的重要性。
  - 神经损伤 1~2 年后，肌肉已无法恢复运动功能，神经吻合、神经移植、神经转位将不会有效果。
  - 对于陈旧性的神经损伤病例，肌腱转位是唯一能够恢复功能的选择。

第 46 章

掌腱膜挛缩症

John R. Barbour, Albert S. Woo, Ida K. Fox

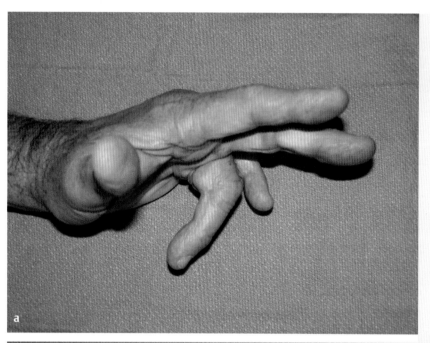

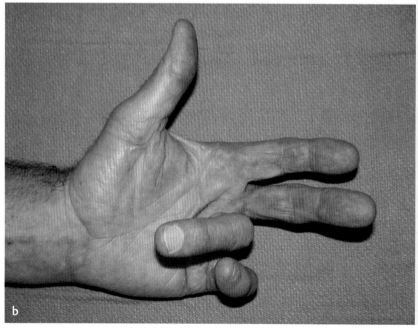

图 46.1 男性患者,59 岁,高加索人,表现为进行性的左手环指、尾指功能丧失,指关节主动、被动的背伸功能均受限。

46.1 症状描述

- 掌腱膜挛缩症表现为环指、尾指的掌指关节、近指间关节出现的屈曲挛缩畸形,同时可见手掌、手指的掌侧皮肤出现的皮肤下纤维条索。

46.2 诊断检查

46.2.1 病史

- 手指活动受限的症状与严重程度。
- 发病年龄、持续时间。掌腱膜挛缩症往往表现为年轻时发病,往往有家族病史,而且通常合并其他异位疾病。
- 掌腱膜挛缩症的家族史。
- 种族特性:北欧人、日本人为高发人群。
- 往往合并有跖挛缩症或阴茎纤维化。
- 危险因素:饮酒、长期服用癫痫类药物、糖尿病、吸烟史。
- 既往有无该疾病的手术史。
- 手掌部创伤可导致创伤性掌腱膜炎。

46.2.2 体格检查

- 观察手掌有无漏斗样凹陷、皮下结节、皮肤下纤维条索及其部位。
- 触及无症状的皮肤下结节、条索。
- 桌面试验阳性:患者不能将手掌平贴在质硬的平面上。
- 注意手指与关节受累情况,测量挛缩程度。
- 观察有无合并拇指的内收挛缩畸形。
- 测量受累关节的活动度,注意有无关节的屈曲畸形。掌指关节的屈曲时,指间关节同时背伸,显示尚无关节的固定挛缩畸形。
- 评价伸展肌机制的完整性。
  - 屈曲手腕与掌指关节,制造掌腱膜挛缩表现(译者注:往往由于伸肌腱过短,指间关节尤其远指间关节反而过伸)。
  - 手指背伸运动迟滞、无力,显示伸肌腱中央束滑动能力的减弱。手术后有必要将手指夹板固定于伸直位。需要告知患者,患指的背伸功能可能无

法得到完全的恢复。
- 手指的感觉功能检查。
- 异位病变的检查。
- Garrod 结节(表现为指间关节背侧皮肤出现结节)和指节垫(表现为指间关节背侧出现纤维化病变)。
- 掌跖纤维瘤病(跖挛缩症)。
- Peyronie 病(阴茎筋膜挛缩症)。

46.3 治疗

- 视疾病是否影响生活功能和(或)生活质量而决定是否选择治疗。
- 相对适应证。
  - 掌指关节屈曲达到 30°者。
  - 指间关节受累者。
  - 拇指内收畸形,影响工作与生活者。
- 关节挛缩畸形治疗。
  - 掌指关节挛缩畸形:屈曲位伸展侧副韧带,需要切除松解掌腱膜,使挛缩畸形的掌指关节复位。
  - 指间关节的挛缩畸形:指间关节的挛缩畸形,除切除松解掌腱膜外,尚需要松解因长期疾病存在引起的关节间的瘢痕条索。
  - 近指间关节挛缩畸形:由于长期的、严重的疾病导致固定的关节挛缩畸形,可能需要进行关节囊的松解手术,但是其术后疗效确切性尚未得到证实。

46.3.1 手术方法的选择

- 针刺筋膜切断手术。
  - 选择 25 号针行掌腱膜切断手术。
- 闭合操作可进一步使掌腱膜彻底断裂。
- 酶溶解法掌腱膜切断术。
  - 相对较新的治疗方法。
  - 在可触及结节形成的最大弓弦处注射溶组织梭菌胶原酶 (Xiaflex;Auxilium Pharmaceuticals, Horsham, PA)。
  - 24 小时后患者复诊,通过操作使已经溶解破坏的掌腱膜断裂。
- 节段性掌腱膜切断术。
  - 通过多个小切口将掌腱膜分段切除。
- 局灶性掌腱膜切断术。

○ 部分病变掌腱膜切除。

- 区域性掌腱膜切断术。
  ○ 切除病变的纤维条索、掌腱膜。
  ○ 手术切口设计(▶图 46.2)：很多手术切口供选择。
  ○ 如果纤维条索切除，手指伸直后，形成创面不能闭合，可留待创面自行愈合，或全厚皮片植皮愈合，或者邻近皮瓣修复(如旋转皮瓣、邻指皮瓣)。
- 皮肤、掌腱膜合并切除手术。

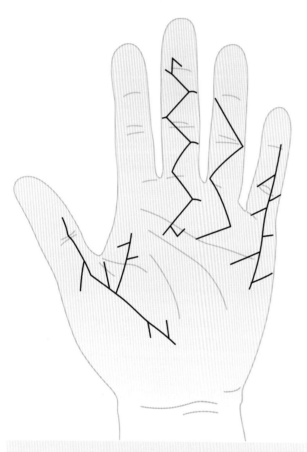

图 46.2　掌腱膜挛缩症的常用切口设计。(Adapted from Shaw RB, Chong AKS, Zhang A, et al. Dupuytren's disease: history, diagnosis and treatment. Plast Reconstr Surg 2007;120 (3):44e-54e.)

○ 病变掌腱膜及表面皮肤一并切除。
○ 创面全厚皮片植皮修复。
○ 用于处理复发病例、取代血运不确定的皮瓣，以及具有掌挛缩症倾向的患者。

46.4　并发症

- 创面愈合不佳。
- 血肿。
- 血管与神经损伤。
  ○ 掌筋膜挛缩切断时，伤及神经与血管。
  ○ 强行伸直长期处在屈曲状态的关节可导致神经、血管的牵拉伤。
- 潮红反应：僵硬、疼痛、水肿。
- 复杂区域性疼痛综合征(旧称反射交感神经营养不良)：表现为局部僵硬、疼痛、水肿、血管舒张收缩功能的紊乱。
  ○ 治疗包括镇痛和(或)交感神经节的封闭治疗。
- 肌腱断裂，尤其易出现在采用胶原溶酶注射治疗后的病例。

46.5　易错点

- 切断掌腱膜时，忽略了神经、血管的复杂解剖结构。
  ○ 神经血管结构可能在纤维条索的牵拉下移位，而更加表浅，更加向手指中央移位，导致手术中易被误伤。
  ○ 神经血管如果在术中误伤，需要立即修复。
- 未告知患者手术后复发率(2%~60%)。后期治疗不力：手术后需要积极后期治疗，可能需要长期创面护理及换药，以及可能有神经血管损伤、肌腱损伤的风险。
- 当伤口不能愈合时，未制订合理的伤口覆盖方案。

第 47 章

并指畸形

Michael C. Nicoson, Thomas H. H. Tung

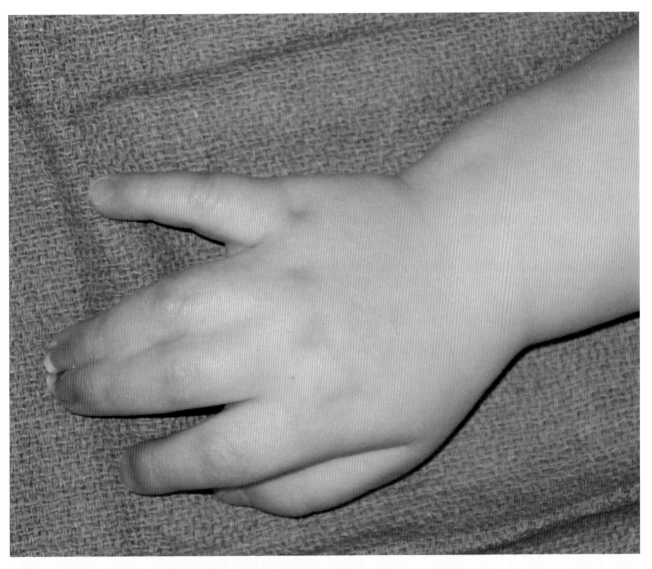

图 47.1 一名 2 岁男性患儿因中指与环指粘连融合而就诊。

47.1　症状描述

- 中指、环指完全性并指畸形。

47.2　诊断检查

47.2.1　病史

- 患者手部功能情况。
  ○ 两手的使用情况,同为惯用手,或 1 只为惯用手。
  ○ 握持功能。
- 相关其他疾病。
- 家族史:家族中有无类似或相似情况(用来判定遗传病类型:常染色体显性遗传或隐性遗传)。
- 孕期情况。

47.2.2　体格检查

- 全身检查。
  ○ 其他先天性遗传病可能被发现,如果多个器官组织同时出现畸形,可判定为综合征。
  ○ 查看脚趾,排除脚趾有无并趾畸形。
- 手部全面评估。
  ○ 评估指蹼粘连的位置、程度、受累手指数目等。
    – 评估有无多指畸形。
    – 评估手指桡偏或尺偏情况(手指弯曲)。
  ○ 双侧手对照检查。
  ○ 检查整个上肢情况。
- 并指畸形分型。
  ○ 单纯/复杂的并指畸形
    – 单纯并指畸形:并指间仅皮肤桥连接。
    – 复杂并指畸形:骨联结的并指畸形。
  ○ 完全并指畸形/不完全并指畸形。
    – 完全并指畸形:从指根到指端的并指畸形,包括指甲的并指畸形。
    – 不完全的并指畸形:并指不累及指甲,但指蹼的深度要远高于正常位置。
  ○ 复杂并指畸形:并指畸形合并多指畸形。

47.2.3　影像学检查或诊断

- 手部 X 线检查:双手的 X 线检查,发现有无骨畸形、

有无复杂的多指畸形或隐匿的指骨(并指多指畸形)。
- 血管造影学检查对复杂的并指畸形制订手术方案有利。

47.2.4　会诊:根据患者个人的诉求

- 职业训练治疗、物理治疗方面专家的会诊。
- 潜在遗传风险:遗传学、心脏病学、血液病学方面专家的会诊,了解有无潜在风险。

47.3　治疗

- 手术是改善功能的较好方法。
  ○ 促进手指正常发育,改善手指的抓握、捏持功能。
- 手术时机。
  ○ 通常,患者 12~18 月龄时施行手术。
    – 手术要考虑能够降低手术麻醉风险,增加手的大小,降低瘢痕挛缩畸形发生率。
  ○ 侧边并指畸形,手术需要提前至 6 月龄前,以避免旋转、成角畸形。
- 手术目的。
  ○ 再造 1 个正常的指蹼,改善功能并可改善患指的外观。
  ○ 多指并指畸形,通常只对受累手指的一侧进行矫正手术,防止该手指发生血运障碍。
- 手术切口的设计:多种手术方法可供选择。在此仅介绍一种比较有代表性的方法。
  ○ 利用蒂在近端的背侧皮瓣重建新的指蹼,避免在指蹼区域形成瘢痕(► 图 47.2)。
  ○ 在两并指之间皮肤设计对偶的"Z"形皮瓣,分开并指。
  ○ 利用模板,设计全厚植皮形状、大小,修复并指分开后"Z"形皮瓣不能覆盖的创面(供皮区选择在腹股沟区、肘前窝、鱼际处)。

47.4　并发症

- 移指皮片坏死:植皮坏死部位需要手术清创,再次手术植皮。
- 手指坏死:为最严重并发症。
  ○ 包扎时避免过紧,避免使用过度加压的敷料包扎。
  ○ 注意手指指端血运与神经情况。

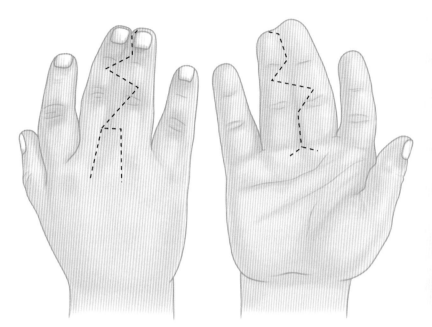

图 47.2　并指畸形手术切口设计。

- 指蹼畸形。
- 瘢痕挛缩畸形：及早手术松解并行植皮修复、夹板固定，注意关节活动度。
- 指甲的畸形。
- 在复杂并指畸形病例中，可能出现关节不稳定、手指的成角畸形。
- 增生性瘢痕与瘢痕疙瘩。

47.5　易错点

- 病情评估失误，未及时发现其他相关畸形。

- 植皮坏死未能及时处理，导致严重瘢痕。
- 手术时间过早，在患儿 4 月龄前就进行了手术。
- 同时在患者指两侧进行手术。
  - 只在手指一侧进行手术，避免手指血运障碍以及皮瓣坏死。
  - 如果手指两侧均需手术，需要分期进行。
- 错误地使用中厚皮片覆盖创面，而非全厚皮片。
  - 导致后期严重的瘢痕挛缩畸形。

第 **48** 章
掌骨、指骨骨折

Aaron Mull, Amy M. Moore

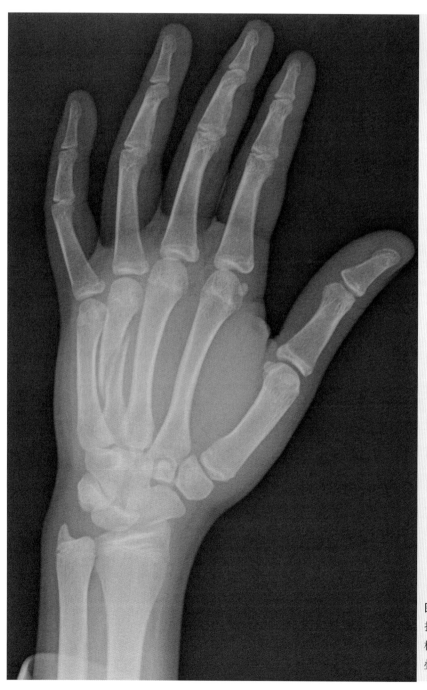

图 **48.1** 男性患者,28 岁,左利手,左手打人后出现局部疼痛,X 线片如图所示。检查发现,患者握拳时,左手环指、尾指重叠。

48.1 症状描述

- 左手环指掌骨干关节处斜形骨折，合并成角、旋转、缩短移位。

48.2 诊断检查

48.2.1 病史

- 受伤机制(如锐性损伤、钝性损伤、撕脱)。
- 受伤时间。
- 可能的伤口污染情况(如咬伤、泥土污染)。
- 是否为惯用手。
- 职业。
- 吸烟史。
- 手部既往有无手术、外伤史。

48.2.2 体格检查

- 评估皮肤裂伤或损伤情况、污染情况、组织失活情况。
- 检查有无开放性骨折以及有无关节受累情况。
- 患者握拳时检查，了解有无手指的成角畸形、旋转畸形等。
- 受损手指的神经血管完整性评估。

48.2.3 影像学检查或诊断

- 手部 X 线三位视图检查(前后位、侧位、斜位)：评估骨折与有无组织内异物存留。
- 检查指骨骨折的特殊体位。

48.3 治疗

- 掌骨、指骨骨折,首先尝试手法骨折复位。
- 掌骨颈的骨折可尝试使用 Jahass 法闭合复位。
  - 掌指关节屈曲 90°,放松手内肌群,拉近副韧带,使近节指骨向上施压于掌骨头。
- 骨折复位完全后，骨折处上下方的关节应牢靠固定。
  - "手内肌阳性手"样夹板托固定:手腕背伸 30°,掌指关节屈曲 80°~90°,指间关节过伸。
  - 侧副韧带伸直位,减少关节僵硬。

- 每周行 X 线检查 1 次,直至固定至 3 周。
- 手术指征。
  - 不稳定骨折或无法手法复位的骨折。
  - 检查时有剪切力存在,持续旋转畸形。
  - 明显的成角畸形。
    - 食指、中指掌骨头大于 15°的成角畸形,环指大于 30°~40°的成角畸形,或者小指大于 40°~50°的成角畸形。
    - 小指、环指的掌腕关节较其他掌腕关节更大的活动度,因此耐受更大的成角畸形。
  - 关节内的骨折移位>1~2mm 和(或)伴有 30%关节面受累。
  - 开放性骨折。
  - 骨折缩短移位(>3mm)。

48.3.1 手术方法

- 闭合骨折复位及经皮穿针固定。
  - 对于指骨骨折,是首选的治疗方法。
  - 掌骨骨折,使用交叉克氏针固定骨折或髓内克氏针固定。
- 切开复位及内固定。
  - 切开复位适用于移位的骨折和手法不能复位的骨折。
  - 背侧入路适用于指骨髁部骨折或关节内骨折。
  - 掌骨骨折背侧纵向切口;保护伸肌腱免受损伤。
  - 背侧的固定钢板与螺丝要求精细。
  - 对于斜形的、旋转的骨干骨折金属钉固定时,逐步旋紧螺钉。
- 手术后治疗。
  - 制动 4 周。
  - 克氏针术后 4 周拆除。
  - 克氏针拆除后检查,如果触摸骨折端无疼痛(表示骨折愈合),即可进行主动及被动活动,加强锻炼。

48.4 并发症

- 骨折畸形愈合。
- 骨折不愈合。
- 由于骨折靠近肌腱和(或)不光滑的骨折面及内固定物反复摩擦肌腱造成的肌腱粘连。

- 克氏针错位、脱出、感染。

48.5 易错点

- 对开放性外伤可能合并骨折缺乏认识:尤其掌骨头背侧的开放性外伤,或者其他类型的外伤。
- 对闭合复位并夹板固定骨折患者未定期复诊,而导致骨折复位失败及畸形愈合。
- 手术复位没有矫正成角畸形和(或)旋转畸形。

第 49 章

腕管综合征

Minh-bao Le, David T. Tang, Susan E. Mackinnon

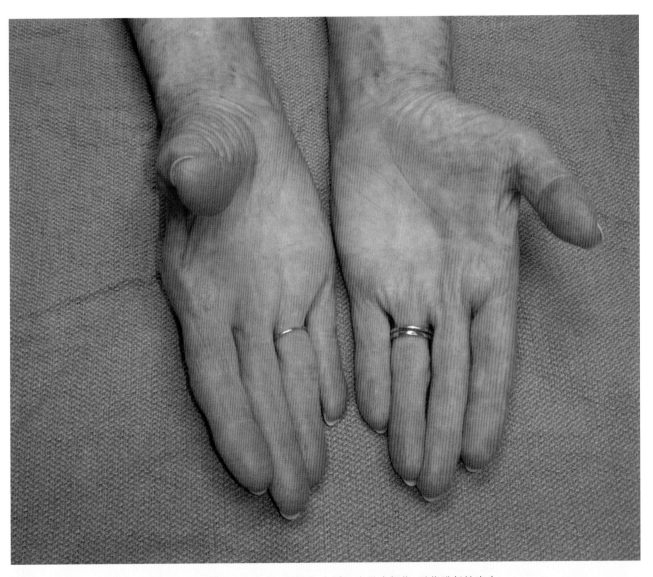

图 49.1 女性患者,73 岁,右利手,自诉 6 个月来拇指、示指进行性麻木。

49.1 症状描述

- 右手正中神经分布区的感觉障碍。
  - 可能为腕管综合征。
- 与健侧比较，患侧大鱼际中度肌萎缩。

49.2 诊断检查

49.2.1 病史

- 症状出现并影响患者日常工作的时间。
- 曾使用的缓解症状的方法(如夹板固定、调整手部姿势、制动)。
- 相关的神经卡压症状。
  - 拇指和一个或多个桡侧手指的麻木、夜间痛、刺痛。
  - 白天手腕长时间过伸和(或)过度屈曲引起的手指感觉异常。
  - 需要晃动或旋转手腕，以缓解症状。
  - 手指感觉迟钝或麻木。手指抓握能力降低，手的灵巧性下降，有手中握物掉落的病史。
  - 手畏冷、干燥，桡侧手指出现异常纹理。

49.2.2 体格检查

- Tinel 征:叩击受累神经段，可引起正中神经分布区的刺痛等。
- Phalen 屈腕试验:手腕完全屈曲，持续 60 秒，可诱发正中神经支配区出现刺痛。
- 两点辨别觉的减退，鱼际肌力量减弱，鱼际肌萎缩。
- 检查显示皮肤软组织、肌肉的萎缩。检查肌肉力量、抓力、捏力等。评估手的各条周围神经功能，检查深腱反射和手部的血运情况。
- Semmes-Weinstein 单丝试验检查触觉阈值或振动觉阈值。
- 颈椎与整个上肢的检查，主动活动颈椎以及上肢各大关节，排除神经根型颈椎病及胸廓出口综合征。

49.2.3 影像学检查或诊断

- 电诊断检查(EDS):神经传导研究、肌电图。

  - 学术争议:美国骨科医师协会大多数学者推荐所有疑似腕管综合征并拟行腕管松解术的患者均需要行肌电图检查。大多数医师通常认为，肌电图是评估神经受累严重程度的基本检查。相反，另一些学者认为，肌电图仅仅是为了监测避免出现不良结果的基本检查与手段，或者只是为了与其他神经性疾病相鉴别。
- 超声检查:可测量正中神经的横截面积，但前提是，需要建立正常人群正中神经横截面积范围。
- MRI 检查:对诊断腕管综合征存在着争议。考虑到 MRI 能够了解腕管解剖，对指导神经松解手术有帮助，尤其是解剖异常的患者。同时，MRI 的检查能够排除其他引起正中神经受压的腕管异常，如腱鞘囊肿、血管瘤、腕骨的异常。
- X 线检查:便于发现潜在的腕部病变。

49.3 治疗

- 非手术治疗:包括局部类固醇的注射治疗、夹板制动、口服类固醇治疗。
- 手术治疗:适合非手术治疗无效或失败的病例，或者拒绝非手术治疗的病例。
  - 手术治疗分两种:开放式腕管松解手术以及内镜下腕管松解术。
    - 无证据表明哪种手术方法更优。
    - 有报道称，内镜辅助下的腕管松解术，疼痛较轻，恢复工作时间较快。两种治疗术后 1 年的有效率无差别。

49.4 并发症

- 周围组织的损伤。
  - 损伤正中神经。
  - 损伤正中神经运动支、掌皮支。
  - 损伤掌浅动脉弓。
- 切口增生性瘢痕、瘢痕疼痛。
- 手掌疼痛[深部疼痛，或者大鱼际肌和(或)小鱼际肌的疼痛]。
- 腕横韧带松解不够完全。
- 肌腱或神经粘连。

- 感染。
- 局部血肿。
- 手指术后关节僵直。
- 一过性的神经功能障碍。

49.5　易错点

- 未能分辨出具有类似病症的几个情况,如前臂正

中神经卡压、胸廓出口综合征、神经根型颈椎病等。
- 腕横韧带松解不完全。

第 **50** 章
肌腱转位

John R. Barbour, Ida K. Fox

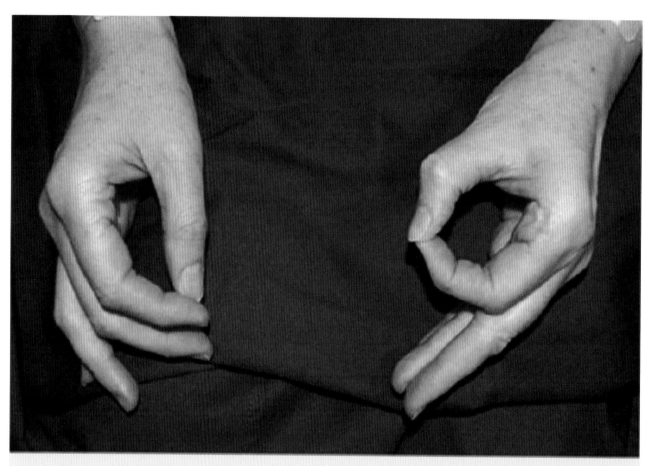

图 50.1　男性患者,47 岁,右手拇指指间关节及示指、中指远端指间关节主动屈曲障碍,1 年前上臂刺伤病史。

50.1 症状描述

- 表现符合正中神经不完全麻痹。
  - 近端指间关节屈曲正常。
  - 食指、中指远端指间关节主动屈曲功能障碍,拇指指间关节屈曲功能障碍。
  - 拇指不能外展。
  - 右手环指、尾指屈曲功能正常。

50.2 诊断检查

50.2.1 病史

- 年龄、性别、惯用手、患者的职业。
- 病因及病程。
  - 创伤:创伤类别、有无骨折、有无关节脱位、有无神经血管的损伤。
  - 感染:感染的性质(细菌、真菌或其他)、既往局部相关手术病史(切开、引流)、抗菌药物的应用、局部与全身炎症综合征情况。
  - 肿瘤消融:肿瘤的病理类型、边界、肿瘤放疗与化疗史。
- 患肢有无手术及外伤史。
- 患者对日常生活与生活治疗改善的要求。
- 既往的手术史、药物使用史。
- 患者的社会史,包括有无吸烟、有无药物滥用病史。

50.2.2 体格检查

- 外伤的位置与类型。
- 功能障碍情况。
  - 运动功能(根据检查情况,明确是否为神经损伤引起的功能障碍)。
  - 感觉功能。
- 手部的血运情况评估(掌动脉弓)。

50.2.3 影像学检查或诊断

- 常规 X 线检查(手部三位视图)
- CT 检查:如果需要进一步评估骨情况,尤其是腕骨情况,可行 CT 检查。

50.2.4 会诊

- 物理治疗、职业治疗。
  - 如果关节僵硬,需要通过手部的功能锻炼加以松解、改善。
  - 如果手部的康复训练失败, 在肌腱转位之前,需要进行关节松解手术。

50.3 治疗

- 肌腱转位能重建因神经失用造成的功能障碍。
- 恢复手的抓、捏动作,明显改善手的功能。

50.3.1 手术前准备

- 伤后的时间决定神经恢复与再生的可能性。
- 在考虑肌腱转位重建功能前, 必须确认神经功能是否可以恢复,即刻行肌电图检查,以及随后 6~12 周复查肌电图, 帮助了解哪些功能可望恢复。
- 唯一的例外是桡神麻痹, 即便神经功能有可能恢复。
  - 在神经恢复过程中,肌腱转位可以作为功能替代性手术应用。
  - 肌腱转位可为正在恢复神经支配的肌肉提供额外的动力行使功能。

50.3.2 原则

- 肌腱转位前,或者在肌腱转位的同时,要考虑恢复保护性感觉。
- 为了恢复前臂或手的功能,必须有合适的肌肉可供转位。再神经化的肌肉一般不在考虑之中。
- 选择的供肌必须为待恢复的肌肉功能提供协同运动。
  - 手腕的背伸与手指的掌屈是一组肌肉的协同运动。
  - 手腕的屈曲与手指/拇指的背伸也是协同运动。
  - 食指固有伸肌与拇长伸肌也是协同肌肉。
- 肱桡肌因为其力量、收缩幅度、功能上由其他肌肉替代,因此常被用作转位的供体肌肉。
  - 旋前圆肌也常用作手腕伸肌的替代肌肉。
- 肌肉的力量与肌肉的横截面积一致,而肌肉的收缩幅度与肌纤维的长度有关。

- 如果没有合适的肌肉选择,被选供区肌肉不能达到需要的指定位置,桥接一段肌腱也是可取的。
- 供肌需要提供功能,且必须跨域一个关节。
  - 如果需要跨越多个关节,那么建议固定一个关节,以发挥最大作用。

50.3.3 肌腱转位的要点(SEACOAST)

- 肌腱转位时需要考虑的原则。
  - 肌腱转位需要选择协同肌。
  - 供区的损害小。
  - 供区肌腱力量足够。
  - 关节挛缩需要松解。
  - 一条肌腱,一个功能。
  - 足够的幅度(长度)。
  - 移植肌腱走行方向应取直线。
  - 组织平衡。

50.3.4 修复常用的肌腱与功能

- 拇指的对掌功能重建:食指固有伸肌、指屈肌腱、小指展肌。
- 拇指的屈曲功能重建:旋前圆肌、肱桡肌、指浅屈肌。
- 拇指背伸功能重建:肱桡肌、食指固有伸肌、掌长肌。
- 手指屈曲的功能重建:肱桡肌、桡侧腕长伸肌、附近的深屈肌群。
- 手指的背伸功能重建:肱桡肌、尺侧腕屈肌、桡侧腕屈肌、附近手指伸肌、食指固有伸肌。
- 手腕的背伸功能重建:肱桡肌、旋前圆肌。
- 手腕的屈曲功能重建:很少重建。
- 伸肘功能重建:三角肌的后束、肱二头肌。
- 屈肘功能重建:胸大肌、肱三头肌、背阔肌、前臂屈肌群(斯坦德勒法:上移肘关节屈曲功能重建)。

50.3.5 常见的供区、受区肌腱

- 肱桡肌:桡侧腕短伸肌、指深屈肌腱、拇长屈肌腱、指总伸肌、拇长伸肌腱。
- 桡侧腕长伸肌:指深屈肌。
- 旋前圆肌:桡侧腕短伸肌、拇长伸肌腱。
- 尺侧屈腕肌:指总伸肌。
- 桡侧屈腕肌:指总伸肌、拇长伸肌腱。
- 食指固有伸肌:拇长伸肌腱、拇指对掌肌。
- 掌长肌:拇长伸肌腱。
- 浅屈肌腱:拇对掌肌/拇收肌、指深屈肌、A1 滑车。
- 小指展肌:拇对掌肌。
- 肱二头肌:肱三头肌。
- 肱三头肌:肱二头肌。
- 三角肌后束:肱三头肌。
- 胸大肌:肱二头肌。
- 背阔肌:肱二头肌。

50.4 并发症

- 最大的手术风险是肌腱转位术后,最大收缩幅度减小,转位肌腱逐渐松弛,失去肌腱的收缩力。
- 伤口并发症:伤口延迟愈合、伤口裂开、肌腱粘连、感染(1%~2%发生率)。
- 所有四肢手术均有引起复杂区域性疼痛综合征的风险。但肌腱转位手术发生率很低,除非患者有既往类似病史。

50.5 易错点

- 相对禁忌证。
  - 使用的供区肌腱−肌肉复合单位肌力在 5 级以下。
  - 供区使用曾经受损正在恢复神经支配的肌肉。
- 计划行肌腱转位的患者,如果合并有进行性肌肉神经疾病,可能对即将进行的肌腱转位效果有影响,手术需要慎重。
- 肌腱转位需要跨过柔软、活动性强的关节才能获得满意的运动效果。

索 引